乡村幼儿园教师培训系列教材　　总主编　唐　敏　周念丽

乡村幼儿园卫生保健

主　编　高春玲　李　娅

副主编　张丽玲　张显丽

编　委　许玮聃　王　秋　李　励　董迎辉
　　　　张萍珍　李　娟　施　韬　杨骐羽
　　　　杨骐嫚　李　艳　蒋隽睿　严　滟
　　　　陈沙江　刘梅影　李　琦　矣春丽

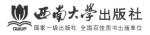西南大学出版社

SWUP　国家一级出版社　全国百佳图书出版单位

图书在版编目（CIP）数据

乡村幼儿园卫生保健/高春玲，李娅主编. — 重庆：
西南大学出版社，2022.8
ISBN 978-7-5697-1417-3

Ⅰ.①乡… Ⅱ.①高… ②李… Ⅲ.①幼儿园—卫生
保健 Ⅳ.①R175

中国版本图书馆 CIP 数据核字（2022）第 077016 号

乡村幼儿园卫生保健

XIANGCUN YOU'ERYUAN WEISHENG BAOJIAN

高春玲　李　娅／主编

策　　划：杨　毅　杨景罡
执行策划：熊家艳
责任编辑：畅　洁
责任校对：张　丽
封面设计：散点设计
版式设计：闰江文化
排　　版：吴秀琴
出版发行：西南大学出版社
　　　　　地址：重庆市北碚区天生路2号
　　　　　邮编：400715
印　　刷：重庆长虹印务有限公司
幅面尺寸：185 mm×260 mm
印　　张：14.25
字　　数：330千字
版　　次：2022年8月　第1版
印　　次：2022年8月　第1次印刷
书　　号：ISBN 978-7-5697-1417-3
定　　价：29.80元

丛书编委会

总主编　唐　敏　昆明学院

　　　　周念丽　华东师范大学

编　委　张管琼　昆明市教工第一幼儿园

　　　　和晓春　中国人民解放军 32554 部队机关幼儿园

　　　　葛露霞　昆明市西山区第六幼儿园

　　　　刘忠书　漾濞彝族自治县教育体育局

　　　　杨宏芬　巍山彝族回族自治县教育体育局

　　　　钱丽华　香格里拉市三坝乡白水台小学

　　　　兰　承　香格里拉市三坝乡中心幼儿园

编写说明

BIANXIE SHUOMING

自 20 世纪 80 年代以来,大力发展学前教育已经成为世界未来教育的目标之一。学前教育作为终身学习的开端,不仅是国民教育体系的重要组成部分,更是重要的社会公益事业。尤其是办好乡村学前教育,对于建设社会主义新农村、构建和谐社会和实现教育公平有着极其重要的意义。

中国 0~14 岁人口约为 2.53 亿(截至 2020 年 11 月 1 日),近年来,我国政府坚持"儿童优先"原则,推动儿童事业发展取得了显著成就。尤其是连续出台的三个发展学前教育的三年行动计划,已经极大地提高了三年学前教育的普及程度。截至 2021 年,我国学前儿童三年毛入园率已经超过了 85%,尤其是在发展农村学前教育,帮助乡村孩子全面发展,阻断贫困代际传递方面取得了很好的成效。

但是对于集边疆、民族、山区、贫困为一体的云南乡村地区来说,学前教育资源总量不足,发展不平衡问题一直是制约学前教育改革发展的突出问题。云南省在三个发展学前教育的行动计划中,大力推行"一村一幼"计划,利用闲置校舍改扩建、投资新建了许多乡村幼儿园,加上一些非政府组织也在云南省建了许多乡村幼儿园(班),让大多数乡村的孩子们也能享受到学前教育。这些乡村幼儿园有些附设在乡村小学里,由乡镇中心学校管理,有些就设在行政村,甚至自然村。由于目前许多年轻人都到外地打工,留在村里的几乎都是老人和留守儿童,所以许多乡村幼儿园规模很小,甚至一所幼儿园就只有一个班,以混龄班形式存在。由于资源有限,许多乡村幼儿园缺乏专业师资,只能招聘一些临聘人员任教,他们绝大多数没有学前教育专业背景,学历和文化层次较低,而且有些年龄偏大,学习能力较弱,大多没有经过培训就匆忙上岗,对幼儿园教育活动和游戏活动、一日生活和卫生保健、政策法规和职业道德规范等几乎一无所知。所以在幼儿园的管理和保教工作中存在突出的小学化、成人化倾向,保教质量也堪忧。但令人欣慰的是,这些乡村教师非常热爱自己的工作,热爱孩子,尽管条件艰苦,收入不高,仍然坚守岗位,兢兢业业地工作,他们非常渴望得到专业的培训和指导,也希望提高自身的专业素质和能力。

为了提升乡村幼儿园教师专业能力,从而促进学前教育发展,依托世界银行云南学前教育发展实验示范项目昆明学院子项目,昆明学院学前与特殊教育学院设计了一系列针对乡村学前教育发展的活动,包括前期调研,摸清当前云南乡村地区学前教育发展现状,组织专业教师及大学生志愿者团队送培下乡,提升乡村幼儿园教育质量;编写乡村幼儿园教师培训教材及配套资源,开发乡村幼儿园膳食管理软件、幼儿身心发展观察评估工具等。

为保障乡村幼儿园的基本保教质量,亟需通过多种形式对教师进行培训,或者引导他们通过自主学习,逐渐提高自身的专业素质。我们的乡村幼儿园教师培训教材应运而生,华东师范大学周念丽教授和昆明学院学前与特殊教育学院院长唐敏教授为总主编,由昆明学院等高校学前教育专业教师和来自幼儿园一线的园长和骨干教师组成编写队伍。团队七次下乡,深入到五个县十二个乡镇四十三所乡村幼儿园实地走访和指导,周念丽教授也从上海来到云南,亲自带领团队深入偏远山村,摸清乡村幼儿园的现状和需求,力求做到帮助乡村幼儿园教师解决实际问题,体现乡村幼儿园教育特色,编写出了六本适合乡村幼儿教师开展日常保教工作最亟需、最实用的教材,包括《乡村幼儿园卫生保健》《乡村幼儿园环境创设》《乡村幼儿园班级管理》《乡村幼儿园游戏活动指导》《乡村幼儿园教育活动设计与指导》和《学前教育政策法规与乡村幼儿教师职业道德规范》。该系列教材编写时力求体现以下特点：

1.时代性：教材内容反映时代特点，既体现《幼儿园教育指导纲要(试行)》《3—6岁儿童学习与发展指南》的精神，又把当前学前教育改革发展的新理念和新方法融入教材内容中，体现时代性。

2.专业性：教材内容既关注幼儿生存与发展权益保护的相关法律法规及政策，又针对幼儿身心发展规律和学习特点，帮助乡村幼儿教师理解幼儿园保教工作中所需的各领域基本知识，掌握幼儿园的保育和教育、环境创设、班级管理、家园共育、卫生保健工作等的基本方法和策略。

3.实操性：针对乡村幼儿教师文化素质不高、学习能力不强的特点，教材编写的内容和编写形式强调理论与实践相结合，弱化理论，突出实操，通俗易懂、生动形象，提供相应的图片和案例，易于乡村幼儿园教师理解和掌握。

4.数字化：本系列教材还提供了大量的案例和学习资料，包括活动视频、PPT、学习资料、班级管理常用表格、儿童身心发展测评工具、家长讲座的提纲等，形成了丰富的资料库，以数字化的形式在线上平台展示，每本教材都有二维码，使用时用手机扫码即可观看，方便偏远山区教师随时随地学习和使用。随着学前教育的改革发展，根据需要这一数字资源还可不断更新、丰富和完善。

这六本乡村幼儿园教师培训教材的出版，首先得益于云南省教育厅申请到的世界银行云南学前教育发展实验示范项目，在项目的支持下完成全部的工作。另外教育厅分管学前教育的基教二处在本书编写团队面向全省的调研中给予了大力的支持和帮助，教育厅民族教育处还提供了经费支持。在深入云南省的多个乡村调研和培训时，有许许多多令人感动和难忘的人和事。香格里拉市三坝乡白水台小学钱丽华校长和香格里拉市三坝乡中心幼儿园兰承园长带着我们跑遍了全乡所有乡村幼儿园，至今都还记得哈巴雪山脚下那些壮丽的风景和崎岖的山路，以及那些坚守岗位的老师们。在大理漾濞，教研员刘忠书老师陪同我们翻山越岭到最偏远的山村，山里有些幼儿园都是村民免费拿出自己的房子开办的，刘忠书老师想尽一切办法为这些幼儿园添置设施设备改善条件。在大理巍山，教研员杨宏芬老师听说我们送培下乡，把全县所有幼儿园六百多名教师都召集起来听我们的讲座，觉得这是非常难得的机会。

昆明市教工一幼张管琼园长、32554部队机关幼儿园和晓春园长、昆明学院附属幼儿园高春玲园长带领教师团队深入多个乡村幼儿园培训教师、入园指导。还有参与这六本教材编写的所有园长和教师们,心里装着满满的爱心和情怀,都尽心尽力不计报酬。我们所有人所做的这一切只是想尽一个幼教人的情分和责任,为那些地处偏远的乡村幼儿园能够高质量地发展提供一些支持和帮助,让在同一片蓝天下的乡村孩子们也能享受优质的学前教育,为自己的人生奠定良好的基础。

也希望这套乡村幼儿园教师培训教材能够为全国其他省市同类型的乡村幼儿园的教师提供借鉴和帮助。

编写组

2022年5月16日

总序

ZONGXU

近年来,国家对农村学前教育的关注达到了前所未有的高度。

2018年,《教师教育振兴行动计划(2018—2022年)》指出:"改善教师资源供给,促进教育公平发展。加强中西部地区和乡村学校教师培养,重点为边远、贫困、民族地区教育精准扶贫提供师资保障",作为教师教育振兴行动计划的目标任务。主要措施"加强县区乡村教师专业发展支持服务体系建设,强化县级教师发展机构在培训乡村教师方面的作用""赋予乡村教师更多选择权,提升乡村教师培训实效。推进乡村教师到城镇学校跟岗学习,鼓励引导师范生到乡村学校进行教育实践。'国培计划'集中支持中西部乡村教师校长培训"。在国家政策的引领和推动下,农村学前教育在"量"的普及和"质"的提升方面都实现了飞跃发展,具体体现在幼儿的入园率显著提升、幼儿园普及程度明显提高等方面。

但由于偏远地区的乡村地区大都曾经是贫困地区,交通通达度低,由此造成师资力量薄弱和相关课程匮乏,所以这些地区的乡村幼儿园的保教质量相对较差。为此,亟需能提升师资力量、夯实乡村幼儿园保教基础的优质指导用书。

从云南省等少数民族地区的乡村幼儿园教师的现状来看,出版两类指导用书迫在眉睫。

第一类是"知"的层面,即对政策法规、理念和师德等基本概念之获得的指导用书。乡村幼儿园教师，有的从小学转岗而来，有的是非教育背景凭着一腔热血而来，还有的是当地村民经过简单培训后担任。这些情况表达了一个诉求：为其提供学前教育的相关政策法规知识、传授科学适宜的教育理念以及作为一名教师所必备的师德之概念已是时不我待。

第二类是"行"之层面，即为乡村幼儿园教师提供管理和教学实践有关的指导用书。以"一村一幼"为主要特点的乡村幼儿园，有的只有几个或十几个幼儿，教师也只有一两名，但"麻雀虽小，五脏俱全"，教学管理和以游戏为基本活动的教育活动设计与实施、家园互动等缺一不可。因此，与幼儿园管理和教学有关的实践指导用书应该是乡村幼儿教师们翘首以待的。

昆明学院学前与特殊教育学院的院长唐敏教授带领由高校教师和一线优秀园长们组成的编写团队，编写了能使乡村幼儿园教师"知行合一"的指导用书。他们的双肩担负起振兴乡村幼儿园之重担，不为金钱和名誉，不厌不倦，但求心之所安、促师有成。

在这套指导用书中，从"知"的层面出发，是以《学前教育政策法规与乡村幼儿教师职业道德规范》为开篇之作。该书分上下两篇，上篇将儿童权利与保护、学前教育相关政策法规的框架结构都进行了阐述，与此同时，对这些政策法规的变迁也做了回溯整理，还辅以相关的案例分析，使乡村幼儿教师在理解这些政策法规时有抓手，易记住。下篇则聚焦乡村幼儿教师的职业道德规范，进行了文本的解读和实践路径的指引。从"行"的层面出发，该套丛书既有从管理入手的《乡村幼儿园班级管理》，又有着眼于实践操作的《乡村幼儿园卫生保健》《乡村幼儿园游戏活动指导》《乡村幼儿园教育活动设计与指导》以及《乡村幼儿园环境创设》四本书。这五本书都是以教育部2012年颁布的《3—6岁儿童学习与发展指南》精神为依据、基于陈鹤琴先生的"活教育"等理论，站在幼儿立场，以全新的教育理念作为统领，注重可读性和可操作性。在这五本书中，均以"学习目标"唤起读者对学习重点的注意；用"思维导图"来梳理章节的脉络；通过翔实生动的"小案例"来引起读者的"大思考"，行文生动，便于乡村幼儿教师理解和掌握。阅之，深感这套丛书值得期待！

感动于唐敏院长及其团队为促进乡村幼儿园的保教质量发展、提升乡村幼儿教师的管理和教学的"知"与"行"水平而行远自迩，笃行不怠，编成这套乡村幼儿教师指导用书，是以欣以为序，也深表敬佩之情。

周念丽　华东师范大学

2021年12月3日写于厦门

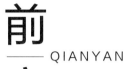

前言

QIANYAN

近年来,我国幼儿教育发展快速,"入园难""入园贵"等问题得到有效缓解,幼儿园数量、教师规模不断扩大,入园率逐步提升。但农村学前教育依然是整个教育体系的短板,学前教育发展不平衡不充分问题突出。2017年,习近平总书记在《决胜全面建成小康社会 夺取新时代中国特色社会主义伟大胜利》中强调:"实施乡村振兴战略。农业农村农民问题是关系国计民生的根本性问题,必须始终把解决好'三农'问题作为全党工作重中之重。"乡村教育是乡村振兴的基础,而乡村幼儿教育质量的提高是乡村教育发展的重要内容之一。提高乡村幼儿教育质量,让乡村的每个幼儿都享受到优质的幼儿教育,助推乡村振兴战略全面实施。

基于3—6岁幼儿的年龄特征,幼儿园强调"保教结合,以保为主"。卫生保健工作是关系在园幼儿能否健康成长的大事,是衡量一所幼儿园保教质量高低的重要指标。可是由于各种原因,很多乡村幼儿园轻视卫生保健工作,卫生保健工作没有落到实处。本书由一批常年耕耘在幼儿教育领域的高校教师、一线幼儿园教师撰写,聚焦乡村幼儿园卫生保健工作,理论密切结合实践,在各章节提供了丰富的案例和拓展学习资料,并鼓励乡村幼儿教师充分利用手机、电脑进行网络学习,着力于对一线乡村幼儿园卫生保健工作给予实际指导。本书可作为高校学前教育等相关专业的教学参考用书,也可作为乡村幼儿园教师及相关人员的岗位培训教材。

本书由昆明学院、昆明学院附属幼儿园、昆明市第一幼儿园、昆明市西山区第一幼儿园、昆明市西山区前卫幼儿园等单位多年从事幼儿教育、卫生保健工作的专业人员编写,由昆明学院高春玲、昆明市第一幼儿园李娅担任主编,昆明市第一幼儿园张丽玲、昆明学院张显丽担任副主编。全书共六章,具体编写分工如下:第一章的撰写者为昆明学院附属幼儿园许玮聃、王秋;第二章的撰写者为昆明市第一幼儿园李娅、张丽玲等;第三章的撰写者为昆明市西山区前卫幼儿园董迎辉、张萍珍、李娟;第四章的撰写者为昆明学院张显丽;第五章的撰写者为昆明市第一幼儿园李娅、张丽玲等;第六章的撰写者为昆明市西山区第一幼儿园李励。

本书在编写过程中,参考了有关专著和教材中的资料,谨此致谢!书中如有疏漏和不妥之处,敬请专家、同行和广大读者批评指正。

高春玲　李娅

2021年10月

目录
—— MULU ——

第一章

概述

◎ 学习目标

◎掌握健康和幼儿卫生保健的含义。

◎掌握幼儿的生理特点及其卫生保健要点。

◎掌握乡村幼儿的生长发育特点。

◎ 思维导图

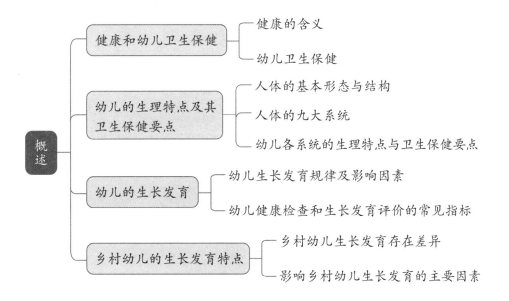

某乡镇幼儿园发生疑似食物中毒事件

某乡镇幼儿园幼儿在食用集体供应的白菜煮米线后,有3名幼儿于当日15时50分左右出现腹痛和呕吐症状,幼儿园立即联系村医到园就诊。其后又发现4名幼儿陆续出现相同症状,幼儿园立即将幼儿就近送往该乡镇中心卫生院就诊。18时30分,该乡镇党委政府在接到中心卫生院报告后,组织幼儿园当天所有在园用餐的幼儿(共83人)入院进行检查治疗。

乡村幼儿园遇到食物中毒事件应如何处理?

第一节

健康和幼儿卫生保健

《幼儿园教育指导纲要(试行)》和《3—6岁儿童学习与发展指南》都明确了幼儿园必须把保护幼儿的生命和促进幼儿的健康放在工作的首位。幼儿教师应树立正确的健康观念,在重视幼儿身体健康的同时,高度重视幼儿的心理健康。

一、健康的含义

(一)传统的健康观念

传统的健康观念认为,只要人的各器官系统发育良好,功能正常,体质健壮,精力充沛,并具有良好的劳动效能,人就是健康的。这种健康观的形成主要是由于以前的医疗水平有限、生活水平低下,人们的健康意识淡薄、缺乏健康知识,等等。

(二)现代人关注的健康

1947年,世界卫生组织在其宪章中提出,健康是身体、心理和社会适应的健全状态,而不只是没有疾病或虚弱现象。[1]健康的内容包括:身体健康、心理健康、社会适应良好、道德健康。一个健康的个体应该是身体的结构和功能正常,具有基本的生活自理能力,没有心理上的障碍和疾病,能够调节自己的心理需求,对于社会有较强的适应能力,并且能够按照社会规范的细则和要求来支配自己的行为,思想高尚、有理想、有道德、守纪律,甚至能为人们的幸福做出贡献。

---

[1]　朱家雄,汪乃铭,戈柔.学前儿童卫生学.上海:华东师范大学出版社,1999:2.

二、幼儿卫生保健

(一)含义

幼儿卫生保健是研究幼儿生理解剖特点、生长发育规律以及如何促进幼儿正常生长发育、维护和促进幼儿健康的一门学科。通过厘清幼儿解剖生理特点,幼儿生长发育规律,幼儿心理卫生及其与教育、生活环境之间的关系,探寻影响幼儿健康的多种因素,提出促进幼儿健康成长的卫生要求和保健措施,为幼儿创造良好的学习和生活环境,为幼儿身心健康发展打下良好的基础。托幼机构卫生保健工作的主要任务是贯彻预防为主、保教结合的工作方针,为集体儿童创造良好的生活环境,预防控制传染病,降低常见病的发病率,培养健康的生活习惯,保障儿童的身心健康。

(二)幼儿园卫生保健工作的内容

幼儿期是个体身心发育的重要时期。这个时期,幼儿身体各个部分的组织和器官都处在发育的过程中,功能尚未完善,身体还较为虚弱,抵抗力较为低下,对外界的适应能力也较差。因此,在幼儿教育工作中应采取积极、科学、有效的措施,做好幼儿园卫生保健工作,减少和消除对幼儿生长发育不利的各种因素,创造良好的学习和生活环境,为幼儿身心健康发展打下良好的基础,促进幼儿健康成长。

1.科学安排幼儿一日活动

幼儿园要根据幼儿年龄特点制订科学有序的生活制度,合理安排幼儿在园作息时间,科学设计活动,规范操作程序。通过开展科学的幼儿一日活动,促进幼儿身心和谐健康成长。

2.为幼儿提供营养均衡、安全的膳食

幼儿园应本着卫生、安全、富有营养、利于消化的总要求,每周为幼儿制订带量食谱,做到品种多样、搭配合理,并保证按量供给。同时,向家长公布食谱,让家长了解自己孩子在园的用餐情况。完善食品采购流程管理及加大食品检查力度,保证食品安全。

3.做好疾病防控工作

幼儿园要全面做好疾病防控工作,保证幼儿的健康。新生经体检合格后方可入园。幼儿园要定期对幼儿进行体检和体质测试,把好晨检关,在传染病流行期间加大检查力度,发现患儿及时隔离,防止传染病蔓延;做好一日消毒工作,制订清洁消毒制度,对保育员进行定期培训和指导,要求每位保育员严格按要求规范操作,并做好记录。

4.始终把安全工作放在首位

幼儿园应成立安全组织机构负责全园的安全工作,发现问题及时处理,全面保证幼儿的安全。例如,定期对全园的大型玩具、户外活动器械、电器、水电管线等进行安全检查,消除安全隐患。

5.做好卫生保健宣传工作

不同季节,保健要点不同。幼儿园应根据季节和发病情况,在园内做好卫生保健工作的同时,通过宣传栏以及家长会、网络通信等方式,对家长进行卫生保健知识的宣传与普及。

6.定期组织体格检查并进行评价

幼儿园要定期对幼儿进行体检和体质测试,并对体检结果和测试结果进行总结、评估和反馈。这样有助于了解幼儿的生长发育情况,促进幼儿的生长发育。

第二节
幼儿的生理特点及其卫生保健要点

幼儿阶段正是儿童生长发育的重要时期。这个时期的儿童尚未发育完全,其机体与成人相比,有许多不同之处,不仅身体的外形与成人有所差异,而且内脏的结构和机能也不如成人完善。此外,处在不同年龄阶段的幼儿的发育状况也不同。因此,作为乡村园幼儿教师,要了解幼儿尤其是乡村幼儿三到六岁时的生理特点,根据其生理特点进行卫生保健工作,以更好地促进幼儿的发展。

一、人体的基本形态与结构

从外形上看,人体分为头、颈、躯干和四肢;从结构上看,人体由细胞、组织、器官和系统构成。

(一)细胞

细胞是构成人体形态结构和功能的基本单位,是生长、发育的基础。人体由40万亿—60万亿个细胞组成,细胞的寿命长短不一,有的只能存活几小时,有的能和我们的寿命一样长。

(二)组织

形态相似和功能相关的细胞借助细胞间质结合起来构成的结构,称为组织。组织是构成器官的基本成分,分为上皮组织、结缔组织、肌肉组织、神经组织。

上皮组织:主要覆盖于人体内外表面,具有保护、分泌和吸收等功能。

结缔组织:存在于人体各处,起连接、保护和营养等作用。

肌肉组织:构成肌肉,与骨骼等配合完成人体活动。

神经组织:又称神经元,是由神经细胞和神经胶质细胞组成的。它们都是有突起的细胞,是神经系统的结构和功能单位,且数量庞大,具有接受刺激、传导冲动和整合信息的能力,有些还有内分泌功能。

(三)器官

几种组织结合起来,共同执行某一种特定功能(如消化、解毒、免疫、再生、自动调节等),并具有一定形态特点,就构成了器官。分布在人体的器官约有100个,如心脏、肝脏、脾、肺、胃等。(见图1-1)

(四)系统

若干个功能相关的器官联合起来,共同完成某一特定的连续性生理功能,即形成系统。从生理功能来说,人体由九大系统组成,即运动系统、消化系统、呼吸系统、泌尿系统、生殖系统、内分泌系统、免疫系统、神经系统和循环系统。

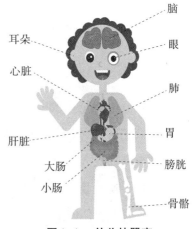

图1-1　幼儿的器官

二、人体的九大系统

人体的九大系统协调配合,使人体内各种复杂的生命活动能够正常进行。

(一)运动系统

人体内部实现运动功能的主要是运动系统。运动系统由骨、骨连结和骨骼肌组成。人体的骨以不同形式连接在一起,构成骨骼,形成了人体的基本形态。肌肉附着在骨骼上,在神经支配下,肌肉收缩,牵拉其所附着的骨,以可动的骨连结为枢纽,产生杠杆运动。运动系统的主要功能是运动、支持和保护。此外,人体骨髓腔中有骨髓,约占体重的4%—6%,是人体最大的造血器官,胎儿和幼儿的骨髓都是红骨髓,造血机能强。5岁以后长骨内的红骨髓逐渐被脂肪组织所代替,成为黄骨髓,失去造血功能。

(二)呼吸系统

呼吸系统是人体与外界空气进行气体交换的一系列器官的总称,由呼吸道和肺组成。呼吸道是传送气体和排出分泌物的管道,包括鼻、咽、喉、气管和支气管。肺是进行气体交换的场所。

(三)消化系统

消化系统是人体所需能量和物质的提供者,由消化管和消化腺两部分组成,负责食物的摄取和消化,使我们获得糖类、脂肪、蛋白质、维生素等营养物质。(见图1-2)

(四)神经系统

神经系统是机体内对生理功能活动的调节起主导作用的系统,也是人体最先发育的系统。神经系统包括中枢神经系统和周围神经系统两大部分。中枢神经系统包括脑和脊髓。周围神经系统包括脑神经和脊神经。内、外环境的各种信息,由人体的感受器接收后,通过周围神经传递到脑和脊髓的各级中枢进行整合,再经周围神经控制和调节机体各系统器官的活动,以维持机体与内、外界环境的相对平衡。为了保证各个系统有效地在人体内进行工作,神经系统需要充分地发挥协调作用。

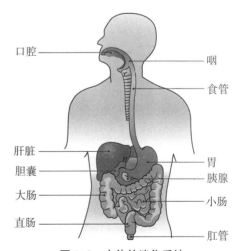

图1-2 人体的消化系统

(五)内分泌系统

内分泌系统与神经系统相辅相成,是机体的重要调节系统,由许多内分泌腺、内分泌组织和内分泌细胞组成。内分泌腺分泌的激素直接进入血管、淋巴管内,通过循环系统运送到全身的各个部位。激素对人体的新陈代谢、生长发育、性成熟和免疫力都有很大的作用。

(六)循环系统

循环系统是分布在人体各部的连续封闭管道系统,它由心血管系统和淋巴系统组成。血液在心血管系统内循环流动。淋巴系统内流动的是淋巴液,淋巴液沿着一系列的淋巴管道向心流动,最终汇入静脉。循环系统是生物体内的运输系统,它将消化道吸收的营养物质和由肺吸进的氧输送到各组织器官,并将各组织器官的代谢产物通过同样的途径输入血液,经肺、肾排出。

(七)泌尿系统

人体新陈代谢产生的大部分代谢产物通过泌尿系统排出体外。泌尿系统的主要功能是排泄。排泄是指机体代谢过程中所产生的各种不为机体所利用或有害的物质向体外输送的生理过程。被排出的物质一部分是营养物质的代谢产物,另一部分是衰老的细胞被破坏时所形成的产物。此外,排泄物中还包括一些随食物摄入的多余物质,如多余的水和无机盐类。(见图1-3)

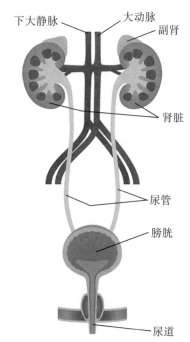

图1-3　泌尿系统器官构成

(八)生殖系统

生殖系统是生物体内和生殖密切相关的器官的总称。生殖系统的功能是产生生殖细胞,繁殖新个体,分泌性激素和维持副性征。生殖系统是九大系统中最后发育的系统。

(九)免疫系统

免疫系统由免疫器官、免疫细胞组成。其中,人体的免疫器官主要有脾脏、淋巴结、扁桃体、胸腺、骨髓等,免疫器官可产生免疫细胞。免疫细胞能在人体内发挥免疫作用。免疫系统是人体内的重要防御机构,具有防御、稳定、监视等功能。

三、幼儿各系统的生理特点与卫生保健要点

(一)幼儿运动系统的生理特点和卫生保健要点

1.幼儿运动系统的生理特点(见表1-1)

表1-1　幼儿运动系统的生理特点

运动系统	生理特点
骨	①柔韧性好,易弯曲,易变形。 ②随年龄增长逐渐钙化,一直延续到10岁。 ③生长速度快,易修复,易再生。
骨连结	①关节囊较松,韧带不够结实,关节活动范围大,易脱臼。 ②足弓未发育完全,易塌陷,易扁平足。
骨骼肌	①水分含量较多,蛋白质、脂肪含量低,易疲劳和损伤。 ②新陈代谢旺盛,氧气供应充分,疲劳状况下容易恢复。

2.幼儿运动系统的卫生保健要点

(1)培养正确的姿势

培养幼儿坐有坐相,背挺直,小手放在膝盖上;站有站相,保护脊柱,预防脊柱变形。幼儿园要为幼儿提供高度适宜的桌椅,幼儿不能长时间用一侧肩膀背书包,否则容易造成脊柱侧弯。同时,要尽可能避免让幼儿睡沙发、软床,以防对脊柱发育造成影响。(见图1-4)

(2)合理地组织体育锻炼和户外活动

空气的温度、湿度和气流的刺激能增强机体的抵抗力,阳光中的红外线能使人体血管扩张,促进新陈代谢,紫外线照射到皮肤上生成维生素D,有利于预防佝偻病。

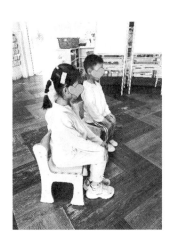

图1-4　幼儿的正确坐姿(昆明学院附属幼儿园供图)

因此,幼儿园要多组织体育锻炼和户外活动,促进幼儿运动系统发育。同时,活动内容应多样化(大小肌肉动作均有)。在活动中,让孩子的两臂交替使用,上、下肢均参与活动。运动项目安排合理,运动量要适度。(见图1-5)

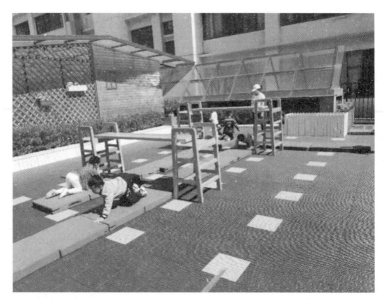

图1-5　组织幼儿开展户外活动(昆明学院附属幼儿园供图)

(3)合理饮食,供给充足的营养

蛋白质是生命的基础,热能供给量占人体需要总能量的10%。处于成长期的幼儿要多食用高蛋白食物,如禽畜肉、鱼虾、蛋类、奶类等动物性食物,大豆等植物性食物。脂肪产生的热量占人体需要总能量的16%—20%,但食入过多脂肪会增加消化系统的负担,而且容易患肥胖病和心血管疾病,因此要适量摄入脂肪。维生素是维持生命的要素,如钙、维生素D能促进骨的钙化,幼儿要多摄入富含维生素的食物。碳水化合物是最有效、最经济的人体能量来源,幼儿应多食谷类、薯类等。水是进行生物代谢的溶剂,因此要引导幼儿多喝温水,以保证体内水分平衡。此外,人体还需要摄入大量的常量元素(如钙)和适量的微量元素(如铁),以保证身体的正常发育。(见图1-6)

(4)幼儿着装要安全、舒适、合身

幼儿不宜穿戴过小、过紧的衣服、鞋帽,否则会影响骨骼、肌肉的发育;也不宜穿过肥、过大、过长的衣物,否则不仅会造成活动不便,还会影响动作发展。同时,要尽量避免穿有系带、有硬质材料装饰的衣服。

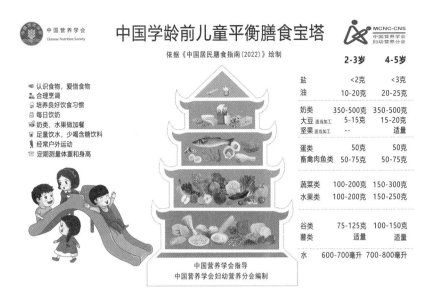

图1-6 中国学龄前儿童平衡膳食宝塔

案例1-1

衣服上的绳子

某幼儿园里的小朋友们结束了课间活动,上完厕所以后准备进行下一个活动。老师点名时发现,3岁的囡囡不见了。老师最终在操场上找到了3岁的囡囡。囡囡躺在滑梯滑道里,衣服上的绳子扭在一起勒住脖子,挂在了滑梯上。囡囡最终因窒息时间太长而导致死亡。

———— 分析 ————

作为教师,在幼儿入园前就要向家长普及幼儿入园的穿着要求,尽量排除安全隐患。教师一定要提醒家长,孩子的衣服首先要保证安全,避免给孩子穿脖子或帽子上带有绳子的衣服。如果有线绳,家长一定要把绳子取下来再给孩子穿。另外,不要给孩子穿装饰物繁多、有尖锐物的衣服。当幼儿穿着有安全隐患的衣服入园时,教师一定要跟家长及时强调并排除安全隐患。此外,在幼儿一日生活中,午睡和户外活动是安全隐患最大的两个环节,园方要加强安全要求。例如,户外活动时,值班教师要分工明确,站位明确,加强巡视和活动指导,随时点名,让每一个孩子的活动都处于教师的视线之下。

（5）注意安全，预防意外事故的发生

幼儿园在组织活动时，要做好准备工作，防止幼儿肌肉损伤、骨盆错位。日常也要注意，避免过度牵拉幼儿的手臂，防止脱臼。及时发现并阻止幼儿做各种危险动作，如搬运重物、倒立等。

（二）幼儿呼吸系统的生理特点和卫生保健要点

1.幼儿呼吸系统的生理特点（见表1-2）

表1-2　幼儿呼吸系统的生理特点

呼吸系统	生理特点
呼吸器官	①幼儿鼻腔较狭窄，鼻毛尚未长出，因此易受感染并发生阻塞。鼻中隔前下方容易因干燥、外伤而出血，是"易出血区"。 ②耳咽管的开口平时是关闭的，若擤鼻涕过于用力，鼻腔的细菌会由耳咽管进入中耳，引起中耳炎。 ③喉腔狭窄，发炎时易发生梗阻从而导致呼吸困难。声带肌肉娇嫩，如果长时间大声喊叫，容易引起声带疲劳、声音嘶哑。会厌软骨若不能及时盖住喉口，食物易呛入气管。 ④气管及支气管管腔较狭窄，纤毛运动机能差，自净能力差，因此很容易感染。
呼吸运动	①不同年龄的呼吸频率不同（见表1-3）。幼儿的呼吸频率较成人快，呼吸肌力量小，胸腔体积小，肺容量小。 ②年龄越小，每分钟呼吸次数越多。 ③一般3—7岁的幼儿在安静时每分钟呼吸22次左右。

表1-3　不同年龄的呼吸频率

年龄	新生儿	1—3岁	4—7岁	10—14岁	成人
呼吸频率/ （次/分）	40—44	25—30	22左右	20左右	16—18

2.幼儿呼吸系统的卫生保健要点

（1）经常开窗通风，保持室内空气新鲜

流通的空气富含氧气，对脑的活动有促进作用，在降低病菌密度的同时，还可以增强幼儿呼吸系统对外界环境的适应能力，减少呼吸道感染。

（2）培养幼儿良好的卫生行为习惯

在日常活动中，引导幼儿养成良好的卫生行为习惯：①不抠挖鼻孔；②不用嘴呼吸;③不蒙头睡觉;④不边吃边说笑;⑤不玩危险物品及游戏,如豆子、塑料袋、用嘴抛接食物等。

此外,还应该教会幼儿正确的擤鼻涕方法(见图1-7)。咳嗽、打喷嚏时,应捂住口鼻并避开他人,及时治疗呼吸道疾病。

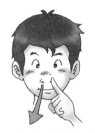 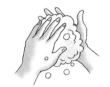

保持嘴巴闭紧,用手指轻压一边的鼻孔,气由另一边鼻孔呼出,擤出鼻涕,然后换边　　　擤完鼻涕后记得清洁双手

图1-7　正确的擤鼻涕方法

(3)科学组织幼儿进行体育锻炼和户外活动

科学合理的体育锻炼对于幼儿呼吸系统的发育有促进作用。在有新鲜空气的环境中进行户外活动,可以增强呼吸肌力量,增加肺活量,锻炼心肺功能,提高机体免疫力,预防疾病(见图1-8)。当户外空气质量差时,应减少或停止户外活动。如果在室内进行体育锻炼,活动场地要宽敞、通风。

(4)保护幼儿的声带

教师应教育幼儿不要高声喊叫、唱歌、说话。幼儿音域较窄,唱歌时要选择适合其年龄和音域特点的歌曲。唱歌场所应宽敞,保持空气流通,温度、湿度适宜。患上呼吸道感染时,注意减少发音。

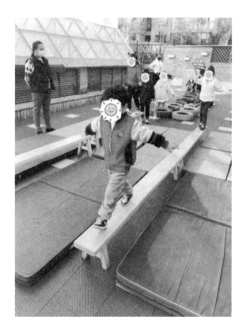

图1-8　户外体育活动
(昆明学院附属幼儿园供图)

(三)幼儿消化系统的生理特点和卫生保健要点

1.幼儿消化系统的生理特点(见表1-4)

表1-4　幼儿消化系统的生理特点

消化系统	生理特点
口腔	①乳牙:牙釉质较薄,牙本质软脆,容易患龋齿。 ②舌:较成人宽而短,不够灵活,咀嚼和发音功能不完善。 ③口腔黏膜:柔嫩,易破损。
消化能力	①消化道各部分表面黏膜柔嫩。 ②消化腺(肝脏、胰腺)分泌的消化液较少。 ③食道狭窄、胃容量小、肠胃蠕动能力差。 ④消化能力总体较弱。
吸收能力	肠黏膜下有丰富的毛细血管和毛细淋巴管,与营养物质的接触面大,吸收能力较强
肠系膜	松弛,肠道管壁较成人薄,固定能力差,容易发生移位
肝脏	①储糖少。 ②较成人大,分泌胆汁较少,消化脂肪的能力差。 ③储存糖原的能力较弱,饥饿时容易出现低血糖现象。

2.幼儿消化系统的卫生保健要点

(1)保护好乳牙

①检查:检查牙齿是否排列整齐、是否有龋齿(见图1-9)、是否有缺牙断牙等情况。幼儿换牙期间,注意有无乳牙未脱落、恒牙错位萌出的情况。牙齿有问题要及时就医。

②清洁:注意口腔清洁,培养早晚刷牙、饭后漱口的良好习惯。为幼儿挑选合适的牙具,培养刷牙兴趣。刷牙时不宜过于用力,也不要使用过多牙膏。刷

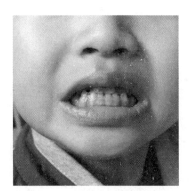

图1-9　幼儿龋齿(昆明学院附属幼儿园供图)

牙的方法要正确(见图1-10),牙齿的上下左右都要刷到,时间不少于3分钟。牙刷用后应冲洗干净,刷头朝上放入杯中,并放置在干燥通风处。漱口杯每周至少洗晒一次。

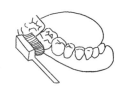
1.先刷上下排牙齿的外侧面

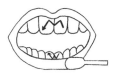
2.刷上下牙齿外侧时,从右往左

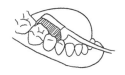
3.然后再刷牙齿的内侧面

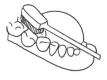
4.重复上述动作

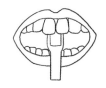
5.刷门牙内侧时,从上往下

图1-10   正确的刷牙方法

③习惯:养成良好的行为习惯。走路、跑步时注意安全,避免碰撞牙齿。进食时,不咬过硬的食物,不啃咬餐具。纠正幼儿的一些不良习惯,如咬手帕、咬嘴唇、吮手指等,尤其在换牙期间,否则容易造成牙齿排列不齐。

(2)合理的饮食

①为幼儿提供营养丰富、易消化的食物。可少食多餐,一般一日3次正餐、2次点心。

②要注意幼儿食物的温度。不宜吃太冷的食物,避免因刺激肠胃而引起不适。不宜吃太烫的食物,避免因食物过热而烫伤消化道。

(3)培养良好的习惯

①注意饮食卫生,饭前便后要用正确的方法洗手,以防胃肠道感染。

②进餐时要细嚼慢咽,便于消化,预防肥胖。

③安静进餐,不边说笑边进食,以防呛食。

④餐后不做剧烈运动,以防消化不良。

⑤培养定时排便的习惯,排便时不久坐,以防脱肛。

拓展学习1-1

七步洗手法

七步洗手法示范
视频

（口诀：内外夹弓大立腕）

第一步（内）：洗手掌，先用流水冲湿双手，抹洗手液（或香皂），掌心相对，手指并拢相互揉搓。（见图1-11）

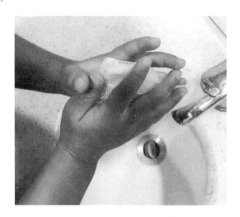

图1-11　七步洗手法第一步（内）（昆明学院附属幼儿园供图）

第二步（外）：洗背侧指缝，手心对手背沿指缝相互揉搓，双手交替进行。（见图1-12）

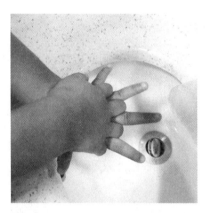

图1-12　七步洗手法第二步（外）（昆明学院附属幼儿园供图）

第三步（夹）：洗掌侧指缝，掌心相对，双手交叉沿指缝相互揉搓。（见图1-13）

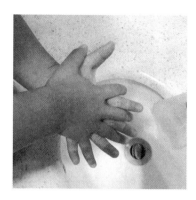

图1-13 七步洗手法第三步(夹)(昆明学院附属幼儿园供图)

第四步(弓):洗指背,弯曲各手指关节,半握拳把指背放在另一手掌心旋转揉搓,双手交替进行。(见图1-14)

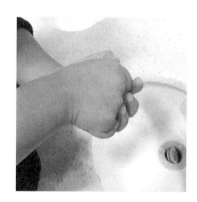

图1-14 七步洗手法第四步(弓)(昆明学院附属幼儿园供图)

第五步(大):洗拇指,一只手握另一只手大拇指旋转揉搓,双手交换进行。(见图1-15)

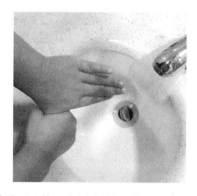

图1-15 七步洗手法第五步(大)(昆明学院附属幼儿园供图)

第六步(立):洗指尖,弯曲各手指关节,把指尖合拢在另一手掌心旋转揉搓,双手交换进行。(见图1-16)

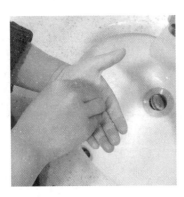

图1-16　七步洗手法第六步(立)(昆明学院附属幼儿园供图)

第七步(腕):洗手腕、手臂,揉搓手腕、手臂,双手交换进行。(见图1-17)

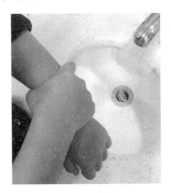

图1-17　七步洗手法第七步(腕)(昆明学院附属幼儿园供图)

(四)幼儿神经系统的生理特点和卫生保健要点

1.幼儿神经系统的生理特点(见表1-5)

表1-5　幼儿神经系统的生理特点

神经系统	生理特点
脑发育	①发育迅速:幼儿脑细胞数目的增长使脑重量迅速增加,到7岁左右脑重量已基本接近成人(见表1-6),脑的机能也逐步变得复杂,为幼儿智力的发展提供了生理基础。 ②耗氧量大:幼儿在基础代谢状态下,脑的耗氧量为全身耗氧量的50%左右,而成人则为20%。幼儿脑的血流量占心排血量的比例较高,脑组织对缺氧十分敏感。 ③发育不平衡:幼儿的大脑在结构上与成人相似,但发育还不完善,保持注意力的时间不长;小脑发育较差,到1岁左右才迅速发育,5岁左右发育成熟。
脊髓发育	胎儿期已开始发育,出生时的形态与结构已较完善,2岁时与成人相似

续表

神经系统	生理特点
周围神经系统	发育还不完善,动作很不精确,对外界的刺激反应慢,易泛化。到6岁左右,幼儿周围神经系统逐渐发育好
神经活动	抑制过程不够完善,兴奋过程强于抑制过程,因此幼儿易兴奋,不易抑制,且注意力很难持久

表1-6　不同年龄脑重量

年龄	新生儿	6个月	1岁	6岁	7—8岁	成人
大脑重量／克	350—380	700	900	1200	1353	1400

2.幼儿神经系统的卫生保健要点

(1)进行适当的体育游戏

进行适当的体育游戏,例如丢手绢、老鹰抓小鸡、红绿灯、拍皮球、跳绳、踢毽子、玉米芯接力赛等,可以促进幼儿脑的发育,提高神经系统的协调能力,使幼儿的各种动作更灵活、更迅速、更协调。

案例1-2

小班民间体育游戏:丢手绢

◆**游戏目标**

1.学习快速奔跑的基本动作。

2.提高身体的灵活性及敏锐的观察能力。

◆**游戏准备**

小手绢一块,宽阔平坦的活动场地。

◆**游戏过程**

1.参加游戏的幼儿坐成一个大圆圈,大家边拍手边唱歌。

2.一个幼儿拿手绢绕圈圈转,并轻轻地把手绢放在任意一个幼儿的身后。

3.转一圈,如果该幼儿还没发觉,丢手绢的幼儿便抓住他,让他为大家表演一个节目。

4.若被该幼儿发现了,丢手绢的幼儿就要按顺时针方向跑,发现手绢的幼儿拿起手绢在其后追赶,追上了便由丢手绢的幼儿表演节目,未追上,就自己表演节目。

◆游戏提示

1.游戏正式开始前,可由教师扮丢手绢的人,坐在地上的幼儿不能随意扭头看身后,也不能告诉其他幼儿手绢丢在哪里。

2.丢手绢的人不能绕着圈子走了几圈后,仍然不把手绢丢给坐在地上的人。

3.丢手绢的人刚走过幼儿的身后时,幼儿不能偷看背后有没有手绢。

案例1-3

中班民间体育游戏:老鹰抓小鸡

◆游戏目标

1.练习走、跑、跳、钻等动作,提高身体素质。

2.提高身体的反应能力。

3.能积极参加游戏活动,感受游戏的乐趣。

◆游戏准备

鸡妈妈头饰一个、鸡宝宝头饰若干个、老鹰头饰一个。

◆游戏过程

1.教师和幼儿一起来到较软的地面进行游戏。

2.教师介绍游戏规则及玩法:一个人当老鹰,一个人当鸡妈妈,其余幼儿在鸡妈妈后面当鸡宝宝。

师:鸡宝宝们猫着腰,抬着头,听着或者看着鸡妈妈的指挥,左右移动,防止老鹰捉住后面的鸡宝宝。

3.幼儿分组进行游戏,一个幼儿戴老鹰头饰当老鹰,一个幼儿扮演鸡妈妈,其他幼儿扮鸡宝宝(6人以内)。教师提醒幼儿注意安全,跑的时候看着前面,不要摔倒。

4.若老鹰依次抓住了所有鸡宝宝,就算老鹰赢。然后,幼儿重新选出老鹰和鸡妈妈,游戏重新开始。

◆ **游戏新玩法**

增加"救鸡宝宝"环节。鸡妈妈和鸡宝宝可以趁老鹰睡觉的时候救出被抓的鸡宝宝。玩法:老鹰每天都要睡午觉,鸡宝宝们一起数数,从1数到10(或者从1数到20,可以锻炼幼儿的数学能力),数完老鹰就醒了,鸡宝宝们要在数完数之前把之前被老鹰抓了的鸡宝宝救出来。

案例1-4

大班体育游戏:原地拍球

◆ **游戏目标**

1.学习原地单手拍球的方法和动作。

2.提高反应能力以及动作的协调性、灵活性。

原地拍球活动
视频

◆ **游戏准备**

1.皮球、纸棒若干。

2.音乐。

◆ **游戏过程**

1.开始部分。

幼儿一对一对开火车走入场地,在轻松的音乐中做照镜子的游戏,活动身体各个部位。

2.基本部分。

教师示范讲解原地拍球的动作要领。

幼儿分散练习拍球(见图1-18),教师进行指导,纠正幼儿的拍球方法。

拍球竞赛:幼儿听口令同时开始拍球,结束时报出自己的拍球数。

请拍得多的幼儿示范,大家观看并为他们数数和鼓掌。

3.结束部分。

教师小结,带领幼儿做放松活动。

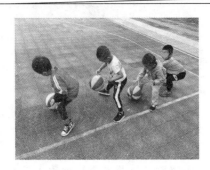

图1-18　原地拍球（大理漾濞县幼儿园供图）

（2）培养良好的生活习惯

根据幼儿各年龄段的神经系统发育特点，培养其良好的生活习惯。例如：在幼儿园严格执行一日生活作息制度，同时开展家园协作，让幼儿在家也保持有规律的生活作息。

（3）保证充足的睡眠

引导幼儿按时睡觉，保证足够的睡眠时间，提高睡眠质量。

（4）开展适宜的智力游戏

案例1-5

消失的物品

◆ 游戏准备

几个形状、颜色各异的小物品，分别为磁铁、笔、气球、飞镖、小汽车，再找一个能将这些东西遮住的盖子。

◆ 游戏过程

1.让幼儿先看一眼桌上的小物品，记住桌上摆放了哪些小物品。

2.用盖子将小物品盖住，请幼儿闭上眼睛。

3.悄悄地拿走任意一个物品后取掉盖子。

4.让幼儿睁开眼睛，回忆哪个物品不见了。

5.在幼儿熟练掌握后，物品的数量可逐步增加。

◆ 游戏提示

通过游戏锻炼幼儿的图像记忆能力。

(五)幼儿内分泌系统的生理特点和卫生保健要点

1.幼儿内分泌系统的生理特点(见表1-7)

表1-7　幼儿内分泌系统的生理特点

内分泌系统	生理特点
脑垂体	①4岁以前幼儿脑垂体的生长最为迅速,机能也最活跃。 ②脑垂体分泌的生长激素在白天分泌少,夜间分泌多。幼儿的生长激素分泌不正常会导致侏儒症或巨人症。
甲状腺	①如果幼儿时期甲状腺机能不足,可能发生呆小症。 ②如果幼儿时期甲状腺分泌过多,可能患甲状腺功能亢进症,简称甲亢。

2.幼儿内分泌系统的卫生保健要点

(1)提供合理的营养

提供营养均衡的饮食,尤其要保证食物中碘的补充,吃加碘食盐,多吃海带等海产品,保证幼儿内分泌系统的正常发育及生理活动的正常进行。

(2)保证充足的睡眠

保持有规律的作息,充足的睡眠可以保证内分泌系统的正常生理活动。

(3)保持愉快的心情

保持愉快的心情,防止内分泌紊乱。

(4)积极地锻炼身体

坚持锻炼身体,促进内分泌系统正常地生长发育。

案例1-6

不爱午睡的孩子

午睡时,有的幼儿在床上翻来覆去不睡觉,可又不得不躺在床上,从而产生焦虑等不良情绪;有的幼儿东张西望、自言自语,甚至唱歌哼歌,并不停地做一些小动作,比如咬被角、挖耳鼻、吸吮手指等。

分析

幼儿午睡问题产生的原因,从家庭因素看,家长对睡眠不重视,没有让幼儿养成良好的作息习惯,主要表现为睡眠时间不固定,没有营造良好的睡眠环境,久而久之影响了孩子的睡眠质量。教师应根据幼儿的个体差异,帮助幼儿调整午睡时间,培养良好的睡眠习惯,发现不良的睡眠姿势时及时纠正。睡前做好准备工作。例如:创设良好的睡眠环境,合理安排午睡前的活动,如睡前如厕、营造午睡气氛等。幼儿午睡时,教师要加强管理,认真巡视幼儿午睡情况,细心观察幼儿的举动。同时,也要加强家园合作,与家长共同培养幼儿的良好睡眠习惯。

(六)幼儿循环系统的生理特点和卫生保健要点

1.幼儿循环系统的生理特点(见表1-8—表1-10)

表1-8 幼儿循环系统的生理特点

循环系统	生理特点
心脏	①幼儿心脏体积与身体的比值大于成人。 ②心肌收缩能力差,心率快(见表1-9),心脏活动的节奏性差。
血管	①幼儿的动脉血管与毛细血管粗,毛细血管的血流量大。 ②血管比成人短,血液循环一周的时间也较短。 ③血压比成人低。
血液	①幼儿的年龄越小,血液量占体重之比(见表1-10)相对比成人越大,血液量增加越快。 ②血液含水分多,血浆含纤维蛋白、钙等凝血物质少,所以血液凝固慢。
淋巴系统	①幼儿的淋巴系统发育较快,淋巴结的防御机能也较显著。 ②当幼儿患炎症时,淋巴结易肿大。

表1-9 不同年龄的心率

年龄	新生儿	1—2岁	3—4岁	5—6岁	7—8岁	成人
平均心率/(次/分钟)	140	110	105	95	85	75

表1-10　不同年龄的血量占体重之比

年龄	新生儿	1岁	14岁	成人
血量占体重之比／%	15	11	9	7—8

2.幼儿循环系统的卫生保健要点

（1）合理组织体育锻炼

教师要组织适合幼儿年龄特点的体育锻炼，以促进幼儿的血液循环，增强造血功能和心脏的功能。要保障幼儿每天有不少于2小时的体育锻炼时间，时间和强度视年龄和体质状况而定，也要避免长时间的剧烈活动以及要求憋气的活动。体育锻炼前要做准备活动，结束时要做整理活动。剧烈运动时不要立即停止，也不宜即刻喝大量的水，以免过多的水分吸入血液而增加心脏的负担。如果运动时出汗过多，可以让幼儿少量多次喝淡盐水。

热身活动、放松活动、体能大循环活动视频

（2）提供合理的营养

幼儿生长发育迅速，血液总量增加较快，因而需补充的造血原料也相应较多。应增加幼儿对蛋白质、铁及维生素的摄入，如猪肝、瘦肉、大豆等。纠正幼儿挑食和偏食的不良习惯，以预防贫血和动脉硬化。

（3）幼儿的衣着要合身、舒适

过窄、过小的衣服会影响血液的流动和养料、氧气的供给，因此幼儿的衣服应合身、舒适，以保证血液循环的畅通及活动的方便。

（4）合理安排幼儿的一日活动

幼儿一日活动要注意动静交替、劳逸结合，不要长时间精神过度紧张，要养成按时睡觉的习惯。

拓展学习1-2

怎样知道幼儿运动量是否适宜？

可通过观察幼儿的活动状况来判断运动量是否过大。运动量适宜时，幼儿面色红润，动作积极有活力，注意力集中，情绪愉快。如果幼儿在运动中、运动后面色苍白、汗量过多，表现出很疲劳的样子，而且在接下来的几天里有明显的肌肉酸痛、全身无力、精神不振、食欲减退、睡眠不好等现象，就表明运动量过大，应适当减少。

(七)幼儿泌尿系统的生理特点和卫生保健要点

1.幼儿泌尿系统的生理特点(见表1-11)

表1-11　幼儿泌尿系统的生理特点

泌尿系统	生理特点
肾	幼儿的肾脏功能差,排泄及再吸收的能力较差,对尿的浓缩和稀释功能比成人弱
膀胱	幼儿的膀胱容量较小,膀胱位置比成人高。由于幼儿的中枢神经系统发育不完善,对排尿的调节作用较差
尿道	幼儿的尿道较短,且生长速度较慢。幼儿的尿道黏膜柔嫩,容易受伤,尤其是女孩,尿道与外界相通,开口处接近肛门,细菌容易经尿道进入体内,引起上行性泌尿道感染及膀胱、输尿管、肾脏的感染

2.幼儿泌尿系统的卫生保健要点

(1)培养良好的排尿习惯

①尽早对幼儿进行排尿训练,养成定时排尿的习惯。

②组织幼儿参加活动的时间不宜太长,并提醒幼儿排尿。例如:一般活动半小时就需要提醒排尿。

③帮助幼儿识别尿意,培养幼儿有意识地控制排尿。

(2)保持卫生,预防尿路感染

①应注意幼儿会阴部的清洁卫生,每天清洗,并更换内裤。

②教育幼儿便后用柔软、洁净的手纸从前往后擦屁股。

③常洗澡,勤换衣服。

(3)注意观察尿色及气味

尿色及气味异常要及时就医。

案例1-7

喜欢上厕所的敏敏

　　小二班的敏敏,在集中教育活动时要求上厕所,活动完老师组织所有幼儿如厕时,她也一起如厕。在接下来的户外活动中,还没等活动结束,敏敏又要求上厕所,老师很无奈,告诉她:"活动快结束了,再坚持一下。"几分钟后,敏敏告诉老师,自己尿湿了裤子。当老师与家长沟通时,家长说该幼儿在家从不会尿湿裤子。对此,家长与老师一起分析原因,敏敏可能是心理焦虑,或对活动不感兴趣。

分析

　　通常,女孩比男孩更早一些完成膀胱和肠的控制。到了3岁时,绝大部分幼儿在白天和晚上不会尿湿裤子。尿频和生理、心理有一定的关系,膀胱容量小可能是一个原因,也可能是一种心理上的焦虑引起的。因此,教师要与幼儿沟通,教育幼儿逐渐学会控制排尿。

(八)幼儿生殖系统的生理特点和卫生保健要点

1.幼儿生殖系统的生理特点

幼儿的生殖系统发育缓慢,进入青春期后才迅速发育。

2.幼儿生殖系统的卫生保健要点

(1)注意科学的性教育

幼儿期是性心理发育的关键时期,是形成性角色、发展性心理的重要时期,应注意对幼儿进行科学的、随机的性教育,使幼儿形成正确的性别自我认同,并提高自我保护意识,防范性侵害。

(2)保持外生殖器官的卫生

每天清洗外生殖器,保持外生殖器的卫生,尤其是女孩。

(3)衣服要宽松适度

不要给孩子穿太紧的衣服,以免影响生殖系统的正常发育。

案例1-8

多多

中一班在进行集中教育活动时,一个小男孩倚在椅子上,眼睛没有认真看老师,而是小手伸进小内裤里,玩弄生殖器。班上的老师看到后说道:"多多,给你说过多少次了,羞羞。"小男孩慌忙把小手拿开,害羞地低下了小脑袋。

分析

幼儿时期是人生中十分重要的一个时期,幼儿时期的性教育很大程度上决定幼儿的一生。幼儿摆弄生殖器的现象在幼儿园并不罕见,尤其是小男孩,但这并非成人所认为的"性早熟"。教师应正确认识孩子"亲吻""摆弄生殖器"的行为。大多数幼儿与异性小伙伴的亲吻,往往是模仿大人,实际上他们并不理解该行为的真实含义。摆弄生殖器也可能只是觉得好玩,并不是什么"伤大雅"的行为。教师要帮助幼儿认知自己的性别角色,知道性别的差异,以防止幼儿形成性抑制,并培养幼儿养成良好的行为习惯。

(九)幼儿免疫系统的生理特点和卫生保健要点

1.幼儿免疫系统的生理特点

(1)幼儿免疫系统的特点

免疫系统包括胸腺、脾脏、淋巴结和淋巴细胞,胸腺是胎儿最早出现的淋巴器官,脾脏是最大的免疫器官,胎儿7周左右淋巴结和淋巴细胞开始发育,各部分随着年龄的增长比重上升。

(2)幼儿免疫功能的特点

幼儿黏膜薄嫩,屏障作用较差,缺乏特异性免疫力,所以容易得传染病。幼儿还容易过敏。幼儿过敏与先天的遗传因素有关,还与后天的饮食、环境、身体状况有关。

2.幼儿免疫系统的卫生保健要点

①养成良好的生活习惯,多喝水,均衡营养膳食,保证充足的睡眠。

②正确认识疾病,不能一生病就乱用药、滥用药。

③按时进行各个时间段的预防接种。预防接种是预防某些传染性疾病或感染性

疾病的有效办法。

④注意自我防护。自我防护是防止过敏反应的根本措施。应注意观察寻找哪些是"刺激源"或"过敏源",确认后应采取"避、忌、替、移"的自我防护措施。"避",即躲避过敏诱因;"忌",即忌用过敏物品,忌食过敏食物和药品;"替",即用不过敏的食物、药品替代过敏物;"移",即将过敏源移离过敏者的生活、学习和工作环境。

(十)幼儿感觉器官的生理特点和卫生保健要点

1.视觉器官

(1)幼儿视觉器官的生理特点(见表1-12)

表1-12　幼儿视觉器官的生理特点

视觉器官	生理特点
眼球	幼儿眼球较小,前后径较短,容易产生生理性远视,一般要到5岁左右才能发育到正常视力水平
晶状体	幼儿的晶状体弹性较好,调节能力强
视觉	幼儿的视觉较敏锐。辨色能力一般在1周岁时才出现,3岁时已发育完全。最初只能辨别红、黄、蓝等基本颜色,对相近的颜色还不能清楚地分辨,要通过颜色训练来发展。眼睛发育不完善,容易出现斜视和弱视

(2)幼儿视觉器官的卫生保健要点

①培养良好的用眼习惯。注意科学采光。幼儿绘画、写字或看书时,不要在日光直射下或过暗的地方;光线应从左侧射来,以免出现暗影遮光;不宜过长时间直接面对阳光。幼儿绘画、看书、看电视时要保持正确的姿势;看书、绘画与体力活动要交替进行,使眼睛得到休息;不要在走路、躺卧、乘车时看书;不要长时间使用手机、平板和电脑等电子产品。

②保护眼睛不受伤害。不用手揉眼睛,不用别人的毛巾和手绢擦脸,盥洗用品要保持清洁。不玩弹弓、竹签等易对眼睛造成伤害的东西。

③定期检查视力。3岁以上的幼儿,每半年要检查一次视力。

2.听觉器官

（1）幼儿听觉器官的生理特点（见表1-13）

表1-13 幼儿听觉器官的生理特点

听觉器官	生理特点
耳郭	幼儿的耳郭皮下组织很少，血液循环差，容易生冻疮
外耳道	幼儿的外耳道短而窄，皮下组织少，软骨与皮肤发育不完善。当外耳道损伤时，外耳道皮肤容易长疖，幼儿会感到疼痛
耳咽管	幼儿的耳咽管比较短，管腔宽，位置平直，鼻咽部的细菌易经耳咽管进入中耳，引起急性化脓性中耳炎
听觉	幼儿听觉较成人敏锐，对噪声更敏感。若长期在噪声环境中，容易导致听觉迟钝、烦躁不安、消化不良、睡眠不足以及智力减退

（2）幼儿听觉器官的卫生保健要点

①防止耳部外伤。尽量不要给幼儿掏耳，以免损伤外耳道和鼓膜，引起外耳道感染或听力下降。

②预防中耳炎。定期进行听力检查，如发现问题，要及时治疗。幼儿感冒时，及时清除过多的分泌物。若污水不慎进入外耳道，要及时进行清理。

③减少环境中的噪声。教会幼儿在听到震耳的声音时，要捂耳、张口；教育幼儿轻声说话，用自然的声音唱歌。

3.皮肤

（1）幼儿皮肤的生理特点（见表1-14）

表1-14 幼儿皮肤的生理特点

皮肤	生理特点
保护机能	幼儿皮肤表皮薄，保护机能差，易损伤和感染
调节体温	幼儿皮肤调节能力差。环境温度过低，易受凉或生冻疮；环境温度过高，易中暑
渗透作用	幼儿皮肤薄嫩，渗透作用强，有机磷农药、苯、酒精都可经皮肤被吸收到体内，引起中毒

（2）幼儿皮肤的保健要点

①保持皮肤清洁。培养幼儿良好的盥洗习惯，勤洗澡、勤洗头、勤换内衣、勤剪指甲。

②使用中性护理用品。使用中性洗涤用品给幼儿洗头、洗澡，使用中性润肤油，使用中性洗涤剂清洗幼儿衣物。不给幼儿化妆、烫发、戴首饰等。盛过有毒物品的容器要妥善处理。在皮肤上擦拭药物时，要注意药物的浓度和剂量。

③衣服、鞋子要适宜。幼儿的贴身衣物应以棉麻为主，鞋子大小要适中，有良好的透气性，鞋底应软硬适度。

④坚持开展户外锻炼。户外锻炼可以增强皮肤对冷、热环境的适应能力。

拓展学习1-3

冻疮的表现及预防

孩子得了冻疮是很痛苦的，被冻伤的部位一开始充血发红，形成暗红色的斑，并伴有肿胀、疼痛、发痒，尤其是遇到热时，又痒又胀十分不舒服。那么，在日常活动中要怎样才能预防冻疮呢？天气好时，应多到户外做运动，促进血液循环；叮嘱孩子多活动手足，如能经常按摩手足和耳郭更好，这样对预防冻疮大有帮助；衣服弄湿时要及早换上干衣服；做好孩子居室的防寒、保暖和防潮湿工作；不要给孩子穿太硬太挤的鞋，鞋袜要温暖宽松（脚汗多的孩子不宜穿胶鞋）；讲究饮食营养，适当给孩子增添含蛋白质、脂肪和维生素的食物。

第三节
幼儿的生长发育

身体的生长表现为全身各系统、各器官、各组织的大小、长短及重量的增加和形态变化。身体的发育是指身体各系统、各器官、各组织的分化完善和功能上的成熟。生长发育,总的速度或各器官、系统的发育顺序,都遵循一定的规律。虽然会受到生活环境、营养、疾病及遗传等因素的影响,并可能导致个体间存在差异,但是幼儿在生长发育过程中所表现的一般规律普遍存在,且其发展的每一阶段都各有特点。

一、幼儿生长发育规律及影响因素

(一)幼儿生长发育的一般规律

1.生长发育的阶段性与程序性

生长发育的阶段性是指生长发育是一个连续的过程,由不同的发育阶段组成,各个阶段各有特点。生长发育的程序性是指生长发育有一定的程序,各阶段间顺序衔接。前一阶段的发育为后一阶段奠定必要的基础,任何阶段的发育出现障碍,都将对后一阶段产生不良影响。

2.生长发育的不均衡性

(1)头尾发育律

①生长速度。胎儿期头颅生长最快,婴儿期躯干增长最快,2—6岁期间下肢增长幅度超过头颅和躯干。

②身体比例。从胎儿到出生,婴幼儿身体的比例在不断变化,由胎儿2个月时特大的头颅、较长的躯干、短小的下肢发展到5岁时较为匀称的比例。儿童从出生到成人的发育过程中,头的体积只增长了1倍,躯干增长了2倍,上肢增长了3倍,下肢增长了4倍。

③动作发育。幼儿会走路前必须先经过抬头、转头、翻身、直坐、爬行、站立等发

育阶段。手部动作发育的规律性更明显。新生儿只会上肢无意识乱动,4—5个月开始有取物动作,但只能全手一把抓,10个月时才会用手指拿东西,2岁时左、右手的动作更准确,会用勺子吃饭,手部精细动作则要到6—7岁时才基本发育完善。

（2）向心律

童年期和青春期身体各部分按顺序发育的规律表现为:下肢先于上肢,四肢先于躯干,呈现出自下而上,自四肢远端趋向躯干的顺序。

3.生长轨迹现象和生长关键期

（1）生长轨迹现象

在外部环境无特殊变化的条件下,个体在幼儿时期的发育过程比较稳定,呈现一种轨迹现象,正在生长中的个体在群体范围中保持有限的上下波动幅度。

（2）生长关键期

许多重要的器官和组织都有"生长关键期"。若"生长关键期"内正常发育受到干扰,极大可能造成永久性的缺陷或功能障碍。

拓展学习1-4

如何实现器官和组织的"赶上生长"呢?

对于病愈后的幼儿,要使他们达到同龄幼儿的生长发育水平,必须在病后较长时间内补给充足的营养,特别是蛋白质、钙、铁、锌、维生素等与生长发育关系密切的营养素,确保质优量足。营养素供给的主要来源是日常膳食中的肉、蛋、奶、水果和蔬菜等。对于病后胃肠道功能较差者,要选择容易消化吸收的食物,不要吃脂肪含量高的食物。以少食多餐的方法,确保供给"赶上生长"所需。

（二）幼儿生长发育的影响因素

1.遗传因素

遗传因素是影响幼儿生长发育的内因。当然,子女从父母那里得到的遗传素质各有不同,因此在生长发育上有很大的可塑性。

2.社会影响

遗传提供了幼儿生长发育的基础,但遗传却不是唯一的因素,社会影响（如喂养、生存环境、教育医疗、运动等)同样对幼儿的生长发育产生重要影响。

（1）营养

营养是生长发育的物质基础,新陈代谢的正常进行离不开摄取各种营养物质。生长发育阶段必须有充分的营养物质的供应。

（2）疾病

急、慢性疾病的发生会影响幼儿的生长发育,影响的大小取决于病理变化的部位、病程的长短与严重程度。

（3）气候和季节

季节对发育有明显的影响。通常,春季身高增长最快,秋季体重增长最快。

（4）社会因素

社会因素对幼儿生长发育的影响是综合性的。其中,决定性因素是经济发展状况,以及与之有关的营养、居住、医疗、体育等条件。环境污染也是影响幼儿生长发育的重要社会因素。

（5）体育锻炼

幼儿生长发育是受先天遗传和后天环境双重作用的复杂生物现象。在诸多环境因素中,营养是生长发育的物质基础,体育锻炼是生长发育的源泉。

案例1-9

铅中毒

在一个自然村里,20多名儿童陆续被查出血铅超标,村子里的十几口水井也被检测出铅含量超标。经过调查,这个自然村海拔较高,周边1公里内没有工业企业,所有水井底部均高于1公里外的工业企业。相关部门综合分析后,初步认定该自然村饮用水铅含量超标及儿童血铅超标是地质因素引起的,并非工业污染源或人为因素造成的。

分析

对正在发育中的幼儿来说,铅中毒会引起贫血,影响其生长发育,损害神经系统,影响认知功能,进而影响幼儿的智力发育,且这种影响难以逆转,因此必须引起高度重视。

二、幼儿健康检查和生长发育评价的常见指标

(一)幼儿健康检查

进行幼儿健康检查是为了了解幼儿生长发育情况和健康状况,以便采取相应的措施,更好地促进幼儿健康成长,对疾病尽可能做到早发现、早隔离和早治疗。幼儿健康检查需定期进行:1—3岁每半年1次,3—7岁每年1次。

(二)幼儿生长发育评价的常见指标

1.形态指标

形态指标指身体及其各部分在形态上可测出的各种量度(包括长、宽、围度和重量等)。

(1)身高

3岁以下幼儿的身高也称为身长。它是准确评价幼儿生长发育水平和生长发育速度所不可缺少的重要依据。

测身高的方法:3岁以上的幼儿,建议站立测量,呈立正姿势,挺胸收腹,手臂自然下垂,脚尖稍分开。站立测量时要让幼儿的脚跟、臀部、肩胛都贴在测量仪上。身高以厘米为单位,精确到小数点后两位。

(2)体重

体重可用于评价骨骼、肌肉、脂肪和内脏器官重量增长的综合情况。体重和身高的比值可以反映幼儿身体的营养状况。

测量体重应在晨起空腹排便后进行。体重测量以千克为单位,精确到小数点后两位。

(3)头围

头围是指头颅的围长。它反映了头颅骨及脑的大小和发育状况,是衡量6岁以下幼儿生长发育的重要指标之一。

测头围采用坐位测量。测量者站在幼儿前方或右侧,将皮尺零点固定在右侧眉弓上缘处或右侧耳后,在头部后方经过枕骨,再回到零点。注意皮尺在头两侧保持水平一致,读数即为头围。头围测量以厘米为单位,精确到小数点后一位。

(4)胸围

胸围是指胸廓的围长,它间接说明胸廓的容积及胸部骨骼、胸肌、背肌和脂肪层

的发育状况,在一定程度上可反映形态及呼吸器官的发育状况。

测胸围需在幼儿呼吸处于平静状态下进行。3岁以下的幼儿可采取卧位测量,3岁以上的采取立位测量。采取立位测量时,幼儿自然站立,两足分开与肩同宽,双肩放松,上臂自然下垂;测量者面对幼儿,将皮尺零点固定在幼儿乳头下缘,经背部、两肩胛骨下角下缘,最终回到零点,读数即为胸围。胸围测量以厘米为单位,精确到小数点后一位。

(5)坐高

坐高是指头、颈、躯干的总高度,主要反映躯干的发育状况。

测量坐高时,幼儿坐在坐高计的坐盘上,骶部紧靠量板,身体坐直,大腿与量尺成直角,与地面平行,头部正直,颈部伸直;测试者调整坐高计头板,使之平贴幼儿头顶并轻压头发,保持头板与量尺垂直,读数即为坐高。坐高测量以厘米为单位,精确到小数点后一位。

2.生理功能指标

生长发育的生理功能指标是指身体各个系统和器官在生理功能上可测出的量度。生理功能指标主要有:

①骨骼肌肉指标:握力和背肌力。

②呼吸功能指标:肺活量、肺通气量。

③心血管功能指标:心率、血压和脉搏。

④生化指标:尿肌酐、尿酸碱度、血钙、血红蛋白、铁和其他微量元素的含量。

⑤内分泌指标:生长素。

3.心理指标

生长发育的心理指标涉及感知觉、言语、记忆、思维、想象、动机、兴趣、情感、性格、行为和对社会的适应性等多方面。为了保证心理指标的可靠性和有效性,心理指标应通过一些国内外公认并经过标准化的专门设计的测试量表来获得。

第四节
乡村幼儿的生长发育特点

乡村幼儿园设施不完善,加之幼儿家长对幼儿教育的认知不足等,导致乡村幼儿的发展与城市的差距较大。如果在早期对乡村幼儿的营养、健康、教育等方面进行积极帮助和干预,可以显著改善乡村幼儿的现状。这需要乡村幼儿园教师和幼儿家长提高认识,更新教育理念和方式。

一、乡村幼儿生长发育存在差异

郭鹏等人在《3—7岁农村儿童生长发育状况调查》一文中,对青岛市郊区1456名农村学龄前儿童进行了生长发育状况调查,并与青岛市市区同龄儿童进行了比较,乡村与城市儿童生长发育呈现出差异性,[①]主要表现为:

(一)身高、体质量的差异

6—7岁年龄组中,乡村儿童的身高、体质量低于同龄市区儿童,差异较为显著,其余各年龄组差异不太显著。

(二)BMI指数的差异

在3岁半至4岁半乡村幼儿的BMI指数中,幼儿的差异不显著。在4岁半至7岁乡村幼儿的BMI指数中,男童的BMI指数与市区同龄男童比较,差异不显著,但女童的差异显著。

拓展学习1-5

BMI指身体质量指数,简称体质指数,是国际上常用的衡量人体胖瘦程度以及是否健康的一个标准。世界卫生组织也以BMI对肥胖或超重进行定义。计算公式为:

---

① 郭鹏,孙艳环,荆国红,等.3—7岁农村儿童生长发育状况调查.青岛大学医学院学报,2000,36(3):221-222.

BMI=体重÷身高^2(体重单位:千克;身高单位:米)。例如:一个身高1.75米,体重70千克的人的BMI=70÷1.75^2=22.86,属于正常范围。

(三)营养的差异

乡村幼儿普遍缺乏营养,容易患营养不良及缺铁性贫血,生长发育不能达到正常水平,甚至会影响幼儿的免疫力和智力水平,造成免疫系统功能紊乱。乡村幼儿家长未给予科学喂养,因此乡村幼儿身高、体重普遍低于市区幼儿。

二、影响乡村幼儿生长发育的主要因素

(一)家长的文化程度

乡村幼儿多为留守儿童,由文化程度普遍偏低的祖父母或者外祖父母抚养,不能对幼儿进行科学喂养。大多数老人在喂养幼儿时,不重视营养搭配,不能随着幼儿生长的不同阶段调整食物的结构,不能满足幼儿生长发育最基本的营养需要。

(二)家庭的经济状况

随着我国城乡经济快速发展,农村家庭收入也有所增加,但城乡差别仍然存在。与城市居民相比,农民收入少且不固定,家庭经济条件和生活居住环境较差,还需赡养无经济来源的老人,在有限的家庭经济条件下很难满足幼儿生长发育的营养需要。

(三)生活环境及习惯

城区幼儿由于家庭的生活环境优越,加之得到细致周到的生活照顾,营养供应充足。部分幼儿偏好甜食和油炸等高热量食品,长期待在室内,活动空间相对狭小,户外运动较少,喜欢静坐看电视或玩电脑,增加了超重和肥胖的发生率。相反,乡村幼儿由于缺少家长的看管,户外活动较多,活动空间大,但摄入的食物种类单一,营养搭配不均衡,消耗大、摄入少。

(四)幼儿园的生活条件

与城区幼儿园相比,乡村幼儿园环境条件简陋,基础设施较欠缺,极少设有专职的保健医师,提供的食材单调,无法保证幼儿生长发育所需的基本营养,影响幼儿的生长发育。

(五)乡村常规保健服务落后

相比城市,乡村开展常规保健服务不够及时,对幼儿的营养不良疾病筛查和管理不够,妇幼保健专业人员较少下乡进行宣传,家长缺乏专业科学的育儿知识。

📝 思考练习

1.试举例谈谈你对健康的理解。

2.幼儿九大系统有何生理解剖特点? 应该如何进行卫生保健?

3.结合你所在乡村幼儿园的情况,谈谈乡村幼儿生长发育有何特点。

第二章

乡村幼儿园的膳食营养与卫生

学习目标

◎了解促进幼儿生长发育的各种营养素。

◎知道乡村幼儿园的膳食卫生要求。

思维导图

```
                                    ┌── 营养与营养素
                                    │
                  ┌── 促进幼儿生长发育的 ──┼── 各种营养素的生理功能及食物来源
                  │    各种营养素        │
乡村              │                    ├── 幼儿对营养素的需求
幼儿              │                    │
园的 ──────────────┤                    └── 营养素的缺乏与过量
膳食              │
营养              │
与卫              │                    ┌── 幼儿营养膳食管理建议
生                └── 乡村幼儿园的食谱 ──┤
                       编制与膳食卫生     └── 乡村幼儿园膳食管理
```

　　红红是个小女孩,身体瘦弱,面色苍白,平时总喜欢一个人安静坐着,看上去无精打采,不愿参加运动,食欲较差,进餐时面对老师盛给自己的一份饭菜总是默默抹眼泪,进食量较少。红红的父母在外地打工,主要是爷爷奶奶照顾。红红喜欢吃零食,尤其爱吃方便面,爷爷奶奶认为方便面简单省事,因此方便面成为红红的主要餐食。红红的入园体检报告显示她有轻度贫血。

💡 大思考

　　1.什么样的膳食才是营养膳食?

　　2.面对挑食的幼儿应该怎么办?

　　3.怎样引导家长开展家庭科学喂养?

第一节

第一节
促进幼儿生长发育的各种营养素

合理的膳食能够给儿童提供生长和维持正常活动所需要的各种营养。水、蛋白质、脂类(脂肪)、碳水化合物(糖类)、维生素、无机盐(矿物质)、膳食纤维(纤维素)七类营养素不仅在一日膳食中都要有,而且还要保持恰当的比例,确保营养全面、均衡摄入。

一、营养与营养素

(一)营养

营养是指人体获得必需营养素并利用它们合成所需物质的过程,主要包括摄食、消化、吸收、代谢和利用等过程。[①]营养是维持健康的基础,是保证身体的生长发育和心理发育的必要条件,3—6岁的学龄前儿童生长发育速度较之前有所减慢,但仍保持稳步增长。此时期,身高每年增长5—6厘米,体重增加1.5—2.0千克;神经系统的分化已基本完成,神经细胞结构复杂化和神经纤维伸长,脑重发展到成年人脑重的90%,接近成人水平。只有为幼儿提供科学、合理的营养供给,才能满足他们生长发育的需要,维持体质健康,促使其达到应有的发育水平,保证身体有效率地完成各项体力和脑力活动。

(二)营养素

人类为了维持正常的生理、生活和劳动需要,必须不断从外界摄入必要物质,用以供给能量、构成机体组织、调节生理活动等,这些必要物质被称为营养素。

《3—6岁儿童学习与发展指南》指出:为幼儿提供营养丰富、健康的饮食。如:参照《中国孕期、哺乳期妇女和0—6岁儿童膳食指南》,为幼儿提供谷物、蔬菜、水果、肉、

---

① 任顺成.食品营养与卫生.2版.北京:中国轻工业出版社,2019:1.

奶、蛋、豆制品等多样化的食物,均衡搭配。由此可见,为幼儿提供所需的能量和各种营养素,避免营养素缺乏或过量是非常重要的。

二、各种营养素的生理功能及食物来源

人体最主要的营养素有水、蛋白质、脂类(脂肪)、碳水化合物(糖类)、维生素、无机盐(矿物质)、膳食纤维(纤维素)共七大类。其中,碳水化合物、脂类和蛋白质在食品中存在和摄入的量较大,被称为宏量营养素或常量营养素;而维生素和矿物质在平衡膳食中仅需少量,故被称为微量营养素。矿物质中又分常量元素和微量元素,常量元素在人体内含量相对较多,微量元素在人体内含量很少。

(一)水

水是一切生命所必需的物质,机体的物质代谢、生理活动均离不开水的参与。人体细胞的重要成分是水,如血液、组织液、淋巴液等。水还能促进营养素的消化、吸收、代谢和排泄,具有调节体温与润滑机体的作用。

(二)蛋白质

蛋白质是构成人体组织和细胞的重要成分,人体的所有组织和器官都是以蛋白质为基础的。机体的生长、组织的修复、各种酶和激素对体内生化反应的调节、抵御疾病的抗体的组成、维持渗透压、传递遗传信息,无一不是蛋白质在起作用。食物中的蛋白质主要来源于动物性食物和植物性食物。动物性食物的蛋白质含量高,如肉类、奶类、蛋类等。植物性食物的蛋白质含量没有动物性食物的蛋白质含量高,但仍是人类蛋白质的主要来源,如粮食、大豆及其制品、坚果等。

(三)脂类

脂类具有重要的生物功能,是构成人体组织及体内各种重要的生物活性物质,具有调节生理功能,必要时供给能量,支持保护内脏、关节、各种组织,促进脂溶性维生素吸收的作用。人类膳食脂肪主要来源于动物性脂肪和植物性脂肪。各类食物中含有一定的油脂和脂肪。植物性脂肪主要来源于植物食品,如大豆、花生、芝麻等;动物性脂肪主要来源于肉类等。

(四)碳水化合物

碳水化合物是多羟基醛或多羟基酮及其衍生物的总称,亦可称为糖类,是由碳、氢、氧三种元素构成的一大类化合物。[①]碳水化合物是食品的重要成分,人体总能量的60%—70%来自食物中的碳水化合物。中国人普遍以淀粉类食物为主食,主要包括大米、面粉、玉米、小米以及豆类、根茎类等富含淀粉的食品。

(五)维生素

维生素是维持人体生命活动所必需的一类有机物质,也是保持人体健康的重要活性物质。[②]维生素对维持人体生长发育和生理功能起重要作用,可促进酶的活力或为辅酶之一。维生素可分两类,一类为脂溶类维生素,包括维生素A、维生素D、维生素E、维生素K等。维生素A含量最高的食物是动物肝脏和蛋黄。维生素D含量最高的食物是鱼肝油。维生素E广泛存在于食物中,如植物油、种子、坚果类、蛋黄和蔬菜,肉、鱼、禽、奶中也都含维生素E,维生素E含量最高的是麦胚芽油。另一类为水溶性维生素,包括维生素B族、维生素C、叶酸、烟泛酸等。维生素C含量最高的是新鲜蔬菜和水果。维生素B1含量最高的食物是花生仁和豌豆。维生素B2含量最高的是羊肝、猪肝和紫菜。烟酸含量最高的食物是羊肝和牛肝。

(六)无机盐

无机盐是指除了组成有机化合物的碳、氢、氧、氮外的其他元素,又名矿物质,根据在体内含量的多少分为常量元素和微量元素。矿物质在体内不能合成,必须从外界摄取。人体内含有多种元素,钙、磷、钾、钠、氯、镁、硫等为常量元素,其他如铁、锌、铜、硒、碘等则为微量元素。每种元素均有其重要的、独特的、不可替代的作用,各元素间又有密切的联系。虾皮和全脂牛奶粉是含磷元素最多的食物。黑木耳和海带是含铁元素最多的食物,猪肝、牛肾和羊肾的含铁量也是很高的。海带是含碘最多的食物。生蚝和海蛎是含锌最多的食物。

(七)膳食纤维

膳食纤维的定义有两种,一种是从生理学角度将膳食纤维定义为哺乳动物消化系统内未被消化的植物细胞的残存物,包括纤维素、半纤维素、果胶、抗性淀粉和木质

---

① 王丽琼.食品营养与卫生.3版.北京:化学工业出版社,2019:23.

② 王丽琼.食品营养与卫生.3版.北京:化学工业出版社,2019:34.

素等。另外一种是从化学角度将膳食纤维定义为植物的非淀粉多糖加木质素。膳食纤维可分为可溶性膳食纤维和非可溶性膳食纤维。其生理功能包括辅助消化、防止便秘。膳食纤维有肠道"清道夫"之称，可以预防肠道病变。食物来源为粗杂粮、菌类及海藻类食物。

三、幼儿对营养素的需求

幼儿时期是人类生长发育的关键时期，摄入均衡的营养，能促进幼儿免疫系统、呼吸系统、消化系统以及骨骼的发育。《3—6岁儿童学习与发展指南》提出：为幼儿提供营养丰富、健康的饮食。丰富健康的饮食应包括幼儿每日所需的七大类营养素。其中，蛋白质占膳食总热量的10%—15%，以优质蛋白为主；脂肪占膳食总热量的30%—35%，每日每公斤体重需4—6克，以植物油、动物油为主；每天需要微量元素钙800毫克、铁12毫克、碘50微克、锌12毫克等；每天需要的维生素A500—600微克、维生素B0.7毫克、维生素C70毫克等；谷类、蔬菜、水果是膳食纤维的主要来源，幼儿每天需要的量约9.5克；每天需要的水量必须保证，2—3岁，100—140毫升/公斤，4—7岁，80—110毫升/公斤。

要保障幼儿良好的生长发育，需注意以下几点：

（一）食物多样化，以谷类为主

谷类食物是人体能量的主要来源，也是我国传统膳食的主体，可以为儿童提供碳水化合物、蛋白质、膳食纤维和B族维生素等。学龄前儿童的膳食应该以谷类为主，并适当注意粗细粮的合理搭配。

（二）多吃新鲜的蔬菜和水果

蔬菜和水果含有丰富的维生素和纤维素，应该鼓励儿童多吃蔬菜和水果。并且蔬菜和水果所含的营养成分并不完全相同，不能互相代替。在制作幼儿的营养膳食时，应该注意将蔬菜切小切细以利于咀嚼和吞咽，同时还要注重蔬菜、水果的合理搭配，以引起儿童的食欲，快乐进餐。

（三）经常吃适量的鱼、蛋、禽、瘦肉

鱼、蛋、禽、瘦肉等动物性食物是优质蛋白质、脂溶性维生素和矿物质的良好来源。动物性蛋白的氨基酸组成更适合人体需要，且赖氨酸含量比较高，有利于补充植

物蛋白中赖氨酸的不足。鱼、蛋、禽、瘦肉等含蛋白质较高、饱和脂肪较低,肉类中铁的利用较好,鱼类特别是海产鱼所含不饱和脂肪有利于儿童神经系统的发育。动物肝脏所含的维生素A极为丰富,还富含维生素B2、叶酸等。

四、营养素的缺乏与过量

人体内各种营养素的摄入应该保持一个动态平衡的状态,摄入缺乏和过量都不可取。只有科学合理地摄入营养素,才能确保机体正常生长发育。

(一)蛋白质的缺乏与过量

1.蛋白质摄入缺乏

蛋白质是构成人体组织和细胞的重要成分,摄入缺乏主要会出现以下两种情况:

(1)消瘦型

以消瘦为特征的蛋白质缺乏,具体是指蛋白质和能量摄入均不足的营养缺乏病,主要表现为体重下降、消瘦、血浆蛋白下降、免疫力下降、贫血、血红蛋白下降等。学龄前儿童出现蛋白质缺乏的原因主要有偏食、挑食导致营养摄入不均衡,肠胃功能弱导致胃口不佳、消化吸收能力差,等等。要根据幼儿的具体情况,以营养指导和行为矫正等措施为主,如为幼儿提供容易消化吸收的食物,纠正偏食、挑食、吃零食的习惯,调理改善幼儿的肠胃功能等。

案例2-1

俊俊

俊俊,男,3岁,小班入园时身高95.4厘米,体重11.7千克,身高别体重值-2SD,属于消瘦的体弱儿类型。经教师向家长了解,孩子出生时患过新生儿肺炎,身体较弱,容易生病。另外,因父母长期在外打工,俊俊平时由爷爷奶奶带。爷爷奶奶对俊俊未进行科学喂养,导致俊俊饮食不规律,进食量小,不爱吃蔬菜和牛奶,常吃零食,胃口不佳,偏食较为严重。

请结合案例分析:

1.消瘦型幼儿如何进行科学管理?

2.如何引导留守家庭监护人进行科学的家庭喂养?

分析

针对俊俊的情况,教师向家长提出一些养育建议。一是配合幼儿园调整幼儿的饮食结构,鼓励幼儿尝试一些原来不吃的食物。二是加强户外活动和体育锻炼,增强幼儿体质,增加活动量。三是以食育替代药补,保证幼儿三餐定时定量。四是增加幼儿蛋白质的摄入,可以做一些鸡蛋羹、鲜鱼丸等容易进食、易于消化吸收、味道鲜美的菜肴,帮助幼儿纠正挑食、偏食的不良习惯。五是帮助监护人制订在家饮食计划,科学合理地进行喂养。通过一学期的家园共育,幼儿身高增长到97.3厘米,体重增长为13.4千克,生病次数减少。

（2）浮肿型

以浮肿为特征的蛋白质缺乏,具体指能量摄入基本满足,但蛋白质摄入严重不足的营养缺乏病,主要表现为全身水肿、精神萎靡、反应冷淡、生长滞缓、毛发稀少等,多见于断乳期婴幼儿。

2.蛋白质摄入过量

人体对蛋白质的摄入并非越多越好,摄入过多容易增加肾脏负担、加快骨质疏松、增加患心脑血管疾病和癌症的危险。蛋白质在分解的过程中会产生很多酸性物质,还会导致体内的脱水、脱钙,增加泌尿系结石以及引起便秘。所以蛋白质的摄入要适量,不宜过多。

（二）脂类的缺乏与过量

摄入脂肪不足会导致营养不良、生长迟缓和各种脂溶性维生素缺乏症,长期摄入不足会导致必需脂肪酸缺乏,不利于人体健康。但摄入过量会引起超重、肥胖,并可能引发一些慢性病。脂类摄入过量引起的超重、肥胖,表现为皮下脂肪厚、身高别体重值大于+2SD。此类情况要以营养指导、行为矫正、加强体格锻炼为主,如以粗粮代替细粮,多吃蔬菜,减少脂肪摄入,指导幼儿在进餐时细嚼慢咽,增加运动量等。

（三）碳水化合物摄入不足和过多

《中国居民膳食指南（2016）》推荐要求控制添加糖的摄入量,每天摄入不超过50克,最好控制在25克以下。碳水化合物摄入不足,会使蛋白质用于能量代谢,对脂肪代谢不利。长期碳水化合物摄入不足,会造成生长发育迟缓、体重轻、易疲劳和头晕等。摄入过多的碳水化合物则会刺激人体内胰岛素水平升高,引发高血压等,另外还会造成脂肪堆积,导致肥胖等。幼儿处于生长发育的重要时期,要保证碳水化合物摄入合理。幼儿如出现生长发育迟缓、低体重、易疲劳等情况,需适当增加碳水化合物的摄入。如因碳水化合物摄入过多导致肥胖的,可将精细粮的数量减少或用粗粮替代。

案例2-2

宁宁

　　宁宁小班入园时就是个白白胖胖的小男孩,他活泼好动,非常讨人喜欢。到中班后,宁宁体重增长到28.5千克。教师与家长沟通后了解到,孩子特别喜欢吃面食、糕点、肉和油炸食品,爱喝碳酸饮料,不喜欢吃蔬菜,不喜欢喝白开水。家长觉得孩子还小,胖一点没关系,健康就行了,长大了自然会瘦,不需要控制饮食。通过分析,宁宁是摄入碳水化合物和脂类过多导致的肥胖,需要调整饮食结构。

　　请结合案例分析:

　　1.3—6岁的幼儿还小,还在长身体,胖一点对身体有影响吗?

　　2.幼儿园如何引导家长进行肥胖儿的科学管理?

分析

　　教师及时与家长沟通,向家长宣传肥胖对孩子身心健康的影响,争取家长对幼儿园矫治幼儿肥胖的积极配合。在园内控制饮食,让幼儿在餐前先喝汤,增加饱腹感,吃完自己的一份饭菜,不任意添饭。让幼儿知道不贪喝饮料、多喝白开水、多吃蔬菜、少吃油炸食品对健康好。要求家长注意控制幼儿的饮食,不随意给孩子吃脂肪含量高的食品,以白开水代替饮料,用白水蛋、蒸红薯、玉米等代替面包、蛋糕,加强运动。

(四)维生素的缺乏与过量

　　维生素种类较多,化学性质不同,生理功能也各异,并且具有特异性。人体缺乏某种维生素,会导致人体出现特有的病症。如:缺乏维生素A会导致生长发育受阻,头发干枯,皮肤粗糙,记忆力减退,患上夜盲症及眼干燥症,严重者可失明;但摄入过量可引起急、慢性中毒。缺乏维生素D会影响骨钙化,造成骨骼和牙齿钙化异常,引发佝偻病(常发生在儿童人群)、骨软化症和骨质疏松(常发生于成人,如孕妇、老人等)。一般从膳食中摄入维生素D不会引起中毒,若滥用维生素D制剂或浓缩鱼肝油,容易导致维生素D中毒症。幼儿如缺乏维生素,通常是营养摄入不均衡、多样性不够导致;维生素过量则多是滥用维生素补剂导致。要避免出现维生素缺乏或过量,应保证幼儿膳食的多样性,维生素尽量从食物中摄取,不滥用药物补剂。

(五)无机盐(矿物质)的缺乏与过量

无机盐在人体中含量少,但却是必不可少的。矿物质在身体内的分布极不均匀,各元素之间存在协同和拮抗作用。常见的无机盐有钙、磷、镁、锌、铁、碘等。缺乏矿物质容易导致疾病,比如缺钙、镁、磷等会导致骨骼或牙齿不坚固,缺镁会导致肌肉疼痛,缺铁会导致贫血。矿物质摄入过多则会出现中毒现象。如果幼儿出现缺少矿物质的情况,可适当在膳食中增加富含此类矿物质的食物,例如黑木耳(含铁)、鱼(含锌)、奶制品和豆制品(含钙)、粗粮(含磷)、海带和紫菜(含碘)等。

另外,《中国居民膳食指南(2016)》推荐成人每日饮水量1500—1700毫升,并根据天气、运动量、年龄等因素具体而定。应鼓励在园幼儿多喝白开水,少喝饮料,并培养幼儿随渴随喝的饮水习惯。

在此需要说明的是,无论是消瘦还是肥胖,或是其他类型的营养素缺乏与过量,导致身体产生问题的原因,有可能不是某一单方面的因素造成的。人体的生长发育和营养吸收是一个系统、全面的过程,需要我们客观全面地进行分析,这样才能更好地引导幼儿科学饮食,帮助幼儿养成良好的饮食习惯。

第二节
乡村幼儿园的食谱编制与膳食卫生

《3—6岁儿童学习与发展指南》指出：为有效促进幼儿身心健康发展，成人应为幼儿提供合理均衡的营养，保证充足的睡眠和适宜的锻炼，满足幼儿生长发育的需要。"吃什么，吃多少，怎么吃"是幼儿园膳食管理工作的核心。我们应该科学合理地制订幼儿在园膳食计划，注重科学的烹调方式，为幼儿提供营养丰富、健康的饮食，确保幼儿身心健康发展。

一、幼儿营养膳食管理建议

（一）幼儿园营养食谱编制的重要性及原则

1.幼儿园营养食谱编制的重要性

膳食是指保证人体生命正常运行所需的各种食物之和，是我们生命得以维持的必不可少的物质条件。均衡膳食就是对各种食物进行科学合理的搭配所形成的膳食。均衡膳食的目的是满足人体对各种营养物质的需求。3—6岁是人身体生长发育的关键时期，科学的膳食营养是幼儿身体生长发育的基础，是提高幼儿身体免疫力、防止疾病的重要保障。幼儿园应该重视儿童膳食均衡，科学合理地制作带量食谱，保证幼儿所需营养的数量、类型及比例等。结合幼儿营养状况和身体发育的特点，合理地制作食谱，以满足幼儿健康成长的营养需要。

2.幼儿园营养食谱编制的原则

在编制幼儿园营养食谱时，要遵循以下几个原则：

一是注重营养全面，保证各营养素摄入合理。营养摄入均衡是基础，在编制幼儿园营养食谱时，幼儿园应该更多地考虑各种食物的营养价值，确保各类营养素的供给更全面、更充分。这是最基本，也是最重要的原则。

二是注重菜品丰富多样，实现小分量、多品种。幼儿每日摄入的营养素种类应丰富全面。幼儿园在编制幼儿园营养食谱时，可考虑增加菜品的种类或配菜。如蒸肉饼时,可以在蒸肉饼的上面加入鹌鹑蛋和蘑菇等,蒸出来的肉饼就像一个小太阳。这样做可以在提高蛋白质供给量的同时,大大提高幼儿进餐食欲,增加童趣。在炒时蔬时,可以增加甜椒、芝麻、松仁等,这样炒出来的蔬菜营养丰富又好看。在准备水果间餐时,可以增加一种水果。比如以前水果间餐是每人30克的苹果,可以换成15克的苹果和15克的香蕉。

三是注重食品的加工制作,体现年龄和季节特点。比如,小班幼儿咀嚼能力弱,可多安排肉末、肉丁等相对细一些的食物;中大班幼儿则可增加肉丝、肉片等食物。秋冬季节可增加优质蛋白质的摄入量,提高幼儿身体免疫力和抵御严寒的能力;夏天可吃一些清凉消暑的食物,如绿豆汤等。

四是注重烹调效果,讲究食谱烹调方法。幼儿消化系统正在发育完善,更适合吃蒸煮类食品,少油炸,少生冷,在烹调方法上尽量保留食物原有的营养价值。

五是注重科学搭配,兼顾六项搭配原则,即米面搭配、干湿搭配、咸甜搭配、粗细搭配、荤素搭配、深浅蔬菜搭配。在干湿搭配方面,在吃糕点、面点时会搭配粥、牛奶等,让幼儿有更好的进餐体验。在深浅蔬菜搭配方面,应考虑蔬菜颜色,在绿色或白色蔬菜中添加彩椒、番茄等,提味的同时也能更好地呈现菜品色泽,提高食欲。在粗细搭配方面,应考虑荤菜是细的肉末时,素菜就可搭配片状的冬瓜等;荤菜是肉片、肉丁、肉丝时,素菜就可搭配土豆泥、蒸南瓜、细叶蔬菜等。这样做可以让幼儿在容易进餐的同时,适当锻炼咀嚼能力。

(二)幼儿园营养膳食安排建议

合理的营养膳食安排能确保营养的全面提供和营养素的均衡摄入。一是保证水、蛋白质、脂肪、碳水化合物、无机盐、维生素和膳食纤维等七种营养素在一日膳食中都有,而且比例恰当。二是食物种类均衡,即粮豆类、蔬菜水果类、鱼肉蛋类、乳及乳制品类等,每天都有一定的量,且各种食物都占有一定比例。

1.科学带量把好营养关

正值生长发育时期的幼儿,身体的新陈代谢比成年人旺盛,生理系统正在发育成长,但还未成熟,需要靠食物维持生命和补充消耗。幼儿每天应得到有规律、按比例的各种营养素,缺乏某一种营养或者摄入的食品热量不足,会影响幼儿的生长发育,轻则消瘦,重则患营养缺乏症。幼儿园应科学制订幼儿每天对各类食品的进食量。（见表2-1）

表2-1 食谱制订

食谱制订人员	食谱制订重点	食谱制订要求
保健医生、后勤负责人、教师代表、厨房代表	菜肴的营养搭配、多样化、幼儿接受程度	①以中国营养学会推荐的每日膳食中营养素供给量为依据,制订膳食计划。膳食中应该包括儿童生长发育所需要的各种营养素。注意各种营养素的比例适当,注意动植物食品之间的平衡,注意荤素、干稀、粗细搭配。 ②尊重儿童,满足儿童年龄特点,从种类、大小、外形等方面出发,配制出色彩协调、味道鲜美、增进食欲的食物。并根据幼儿消化系统生理特点制订食谱,配制容易消化吸收、营养丰富的食物。烹饪应以蒸煮为宜,忌油煎、油炸、烟熏制品等。 ③科学烹饪的原则。在食品加工过程中严格遵守食品操作程序,防止食物营养成分流失。 ④制订合理的饮食制度和饮食量。根据季节、个体、作息制度、地方特色等,制订属于该幼儿园的个性化食谱。

2.食谱制订原则和建议

为了满足幼儿身体所需要的各种营养素,不仅要给幼儿提供营养丰富的食物,还要考虑幼儿的心理、生理特点。因此,幼儿园在定好两餐间隔时间(3—3.5小时)的同时,兼顾食物的色、香、味、形,并根据各地的饮食习惯及季节特点,适时调整,以促进幼儿食欲。(见表2-2)

表2-2 各餐点食谱制订原则和建议

餐点	食谱制订原则	建议	备注
早餐	主食为主,优质蛋白为辅	肉类、谷类、乳制品、水果及蔬菜。制订食谱时,如有牛奶应配上面食及肉类,如是粥或面食,应配上蛋、肉、蔬菜等。每个地区可根据习惯进行调整,保证品种丰富,营养丰富	早上幼儿活动时间长,活动量大,所以早餐热量比例应占30%
中餐	主、副食的质量并重,汤菜的数量和质量并重	主食南方以米饭为主,北方以面食为主。可根据地方习惯选择特色饮食。副食至少两菜一汤,荤素搭配	
午点	补充热量、水分	可提供牛奶、粥、羹、坚果、点心等。根据季节的变化为幼儿配制适宜食物	

续表

餐点	食谱制订原则	建议	备注
晚餐	以主食为主,副食次之,保证营养	晚餐烹饪以容易消化为主,配制炒菜以可口为原则	晚餐不宜吃得过饱,否则易对胃造成负担,使消化功能受损,引起消化不良

3.推荐菜品及制作方法

以下推荐几款幼儿爱吃又有营养的菜品及制作方法。各幼儿园也可根据当地的饮食习惯和特色,制作一些特色食谱。在条件允许的情况下,应尽量兼顾幼儿成长发育所需营养的供给和保证。

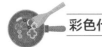 **彩色什锦虾仁(见图2-1)**

彩色什锦虾仁
制作视频

🍤 食材:

虾仁、鸡蛋、胡萝卜、青笋、午餐肉、松仁。

🖐 制作方法:

①鸡蛋进行黄白分离,并加调料装盘蒸熟,冷却后切成丁备用。

②胡萝卜、青笋、午餐肉切丁备用。

③虾仁洗净,先用滚油过一遍,用漏勺装起滤油。

④在锅内加入少量油,油热后,加入胡萝卜爆炒10秒;再加入青笋混合翻炒,七成熟时加入少许筒骨上汤提汁,之后加入蛋白丁、蛋黄丁、午餐肉丁、虾仁,翻炒至熟即可。

⑤起锅后撒上松仁,一道香喷喷的彩色什锦虾仁就做好了。

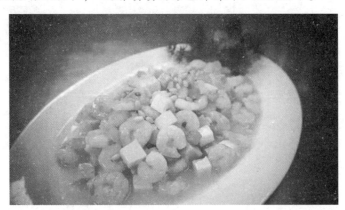

图2-1　彩色什锦虾仁(昆明市第一幼儿园东华校区供图)

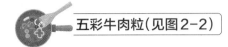 **五彩牛肉粒（见图2-2）**

🍲 **食材：**

牛肉250克，蛋黄糕25克，蛋白糕25克，胡萝卜25克，芦笋25克，鸡蛋1个。

五彩牛肉粒制
作视频

🍲 **制作方法：**

①牛肉洗净去筋膜放入绞肉机，加入洋葱末、盐、酱油、糖、鸡蛋、淀粉，打成茸后均匀地铺在容器内，放入蒸锅大火蒸15分钟，定型成牛肉糕，取出冷却后改刀成丁备用。

②胡萝卜、蛋黄糕、蛋白糕、芦笋切丁备用。

③炒锅上火，放少许油，煸炒洋葱，放入少许汤汁、酱油、白糖调味，烧开后加入所有原料焖至入味，水淀粉勾芡，淋油出锅即可。

👨‍🍳 **大厨点拨：**

牛肉的纤维组织较粗，幼儿食用时可以用绞肉机打成茸，然后通过蒸、煎、烤等方式来烹调。柔嫩、滑润是这道菜肴的特点。

🍵 **营养小贴士：**

牛肉富含蛋白质，氨基酸组成比猪肉更接近人体需要，能提高机体抗病能力，对幼儿的生长发育有促进作用。

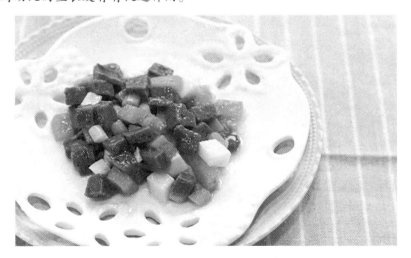

图2-2 五彩牛肉粒（昆明市第一幼儿园东华校区供图）

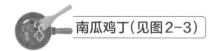

南瓜鸡丁(见图2-3)

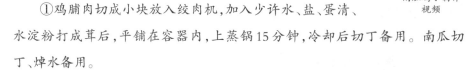

🍲 食材:

鸡脯肉300克,南瓜100克,蛋清少许。

😋 制作方法:

①鸡脯肉切成小块放入绞肉机,加入少许水、盐、蛋清、
水淀粉打成茸后,平铺在容器内,上蒸锅15分钟,冷却后切丁备用。南瓜切
丁、焯水备用。

②炒锅上火烧热,放入适量鲜汤、盐,烧开后加入鸡糕丁、南瓜丁,水淀粉
勾芡后淋入熟油少许,出锅装盘即可。

🍳 大厨点拨:

鸡肉糕制作时需加入适量肥膘,可以让鸡肉的口感更加滑嫩。

� 营养小贴士:

鸡肉所含蛋白质的质量较高,脂肪含量较低,与蛋、乳中的氨基酸极为
相似。

南瓜鸡丁制作
视频

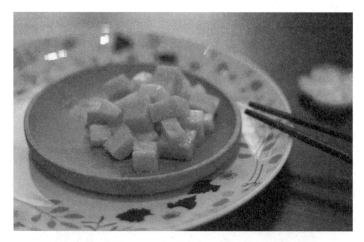

图2-3 南瓜鸡丁(昆明市第一幼儿园东华校区供图)

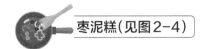 **枣泥糕**（见图2-4）

枣泥糕制作视频

🍚 食材：

面粉700克，去核红枣500克，酸奶300克，玉米油200克，鸡蛋15个，小苏打10克，盐15克，白糖300克。

🍲 制作方法：

①红枣泡软去水制成枣泥。

②酸奶加玉米油、盐、白糖、小苏打搅拌均匀。

③加入红枣、鸡蛋、面粉，搅拌均匀盖上保鲜膜，常温下静放10分钟。

④蒸盘抹油，加入调好的蛋糕液（蒸盘的1/2），蒸30分钟即可。

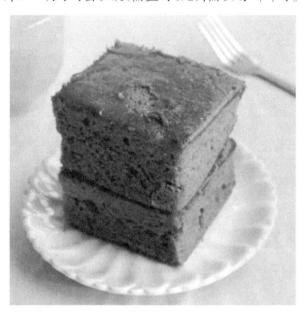

图2-4 枣泥糕（昆明市第一幼儿园东华校区供图）

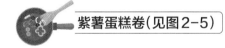 **紫薯蛋糕卷**（见图2-5）

紫薯蛋糕卷制作
视频

🍚 食材：

鸡蛋5个、玉米油50克、纯牛奶50克、奶粉60克、白糖50克、醋几滴、紫薯2个、淡奶100克。

😋制作过程：

①在分离的蛋清中加入少许醋，打成泡沫后，把白糖分2次加入，泡沫出现纹路即可，放入冰箱备用。

②在蛋黄中分别加入牛奶、玉米油、奶粉搅拌均匀。

③取1/3蛋白加入蛋黄糊中上下翻拌均匀，再加入全部蛋白搅拌均匀，放入烤盘。

④烤箱预热，把蛋糕糊放进烤箱上下火150度烤制20分钟，待蛋糕烤好后冷却备用。

⑤紫薯切片蒸熟，捣成泥加入淡奶制成紫薯馅。

⑥油纸上面放入蛋糕胚，再涂上紫薯馅，包好油纸放入冰箱冷藏2小时即可。

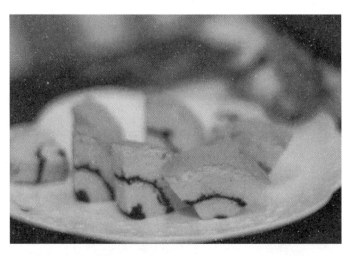

图2-5　紫薯蛋糕卷（昆明市第一幼儿园东华校区供图）

案例2-3

在××幼儿园的食堂墙上，我们看到一张一周食谱，粗看三餐两点比较丰富，但仔细看会发现一些不合理的地方。

××幼儿园一周营养食谱

时间	早餐	间点	中餐	午点	晚餐
星期一	芝麻小汤圆	苹果	软米饭、金针菇黑木耳蛋香鲜肉片、大白菜番茄烩炖、紫菜豆腐汤	热鲜牛奶、蛋清饼60克	京瓜软米饭、绿豆煨炖排骨、甜椒土豆丝
星期二	热鲜牛奶、芝麻鸡蛋米糕	火龙果	胡萝卜软米饭、宫保鸡丁、番茄鸡蛋、筒骨青菜汤	冰糖银耳粥	软米饭、香卤猪肝片、枸杞鲜蛋羹、筒骨冬瓜汤
星期三	米线（香焖肉、韭菜、豌豆苗、胡萝卜、筒骨上汤）	西瓜	红薯软米饭、鱼香茄子、凉拌波菜胡萝卜、筒骨白菜汤	鲜榨果汁、蒸红薯	粗粮馒头、鲜香秘制肉酱、胡萝卜粥
星期四	牛奶燕麦片、奶油小花卷、白水煮鸡蛋	哈密瓜	小绿豆软米饭、蒸鲫鱼、鲜香回锅豆腐、筒骨豆腐茴香汤	热鲜牛奶、蒸玉米	软米饭、红烧土豆猪肉、鲜味黄瓜、筒骨波菜汤
星期五	筒骨汤三鲜银芽籴肉卷粉	梨	金银软米饭、芹菜胡萝卜烩牛肉、虾仁炒白菜、筒骨海带汤	热鲜牛奶、柠檬小蛋糕	青菜牛肉末炒饭、筒骨三鲜汤

请结合××幼儿园一周营养食谱分析：

1.食谱编制过程中应注意哪些问题？

2.科学合理的食谱如何体现？

分析

芝麻小汤圆：幼儿在早上食用糯食不容易消化，且糯食热量不够，此早餐的热量实际占比只有19.81%，远低于合理占比，如表2-3所示：

表2-3　早餐热量分析

类型	合理占比/%	实际摄入量/千卡	实际占比/%
早餐	30	297.96	19.81

蛋清饼:此餐蛋清饼是带量上的不合理,60克蛋清饼的热量实际占比是18.06%,远高于合理比例,且午点过多,会影响幼儿晚餐的进餐量,如表2-4所示:

表2-4　早餐、中餐、午点热量分析

类型	合理占比/%	实际摄入量/千卡	实际占比/%
早餐	30	297.96	19.81
中餐	35—40	468.90	31.18
午点	5	271.70	18.06

番茄鸡蛋和枸杞鲜蛋羹:菜品重复,导致蛋白质摄入量过高,热量摄入又不够,如表2-5所示:

表2-5　蛋白质热量分析

类型	标准摄入量/克	实际摄入量/克	实际占比/%
蛋白质	50.00	56.34	112.68

西瓜:西瓜性寒,幼儿脾胃较弱,食用西瓜易引起幼儿肠胃不适。

鲜榨果汁:星期三的膳食安排,主要是搭配不合理,没有牛奶、鸡蛋的摄入,不能保证幼儿的蛋白质摄入量,如表2-6所示:

表2-6　热量及蛋白质占比分析

类型	标准摄入量	实际摄入量	实际占比
热量	1433.33千卡	1056.84千卡	73.73%
蛋白质	50.00克	44.34克	88.69%

牛奶燕麦片和热鲜牛奶:膳食搭配不合理,牛奶重复摄入,导致蛋白质摄入过高,而热量摄入不够。

香蒸鲫鱼:鲫鱼属于小刺比较多的鱼类,容易卡喉。应该把鱼肉打碎制作成鱼丸,或者食用无小刺的鱼类。

芹菜胡萝卜烩牛肉和青菜牛肉末炒饭:搭配不合理,牛肉重复摄入。

4.不同类型的乡村幼儿园营养食谱制订建议

幼儿园营养食谱的制订需要根据当地饮食习惯、食材资源等,结合营养带量数据进行科学编制。但各地乡村幼儿园入园时间和作息有差别,导致营养食谱的制订原则和标准存在差异。

(1)半日制幼儿园

一般情况下,半日制幼儿园幼儿在园时间为11:30—16:30。开餐情况主要有以下几种:一是幼儿园没有厨房和膳食加工条件,饮食以自带食物为主。此类幼儿园营养膳食建议可参照自带食物建议进行管理。二是幼儿园有厨房,但只安排中餐的。此类幼儿园没有办法严格按照全天三餐两点标准进行科学带量,只能尽量参照中餐带量标准进行安排。中餐非常重要,所以在条件允许的情况下,一定要确保中餐餐点的丰富和营养。

(2)全日制幼儿园

一般情况下,全日制幼儿园的餐点是按照三餐两点进行安排的。幼儿园也可根据幼儿生长发育情况及时进行膳食调整。部分幼儿园是按照两餐两点安排的,幼儿园除了做到在园两餐两点营养达标外,还可以给家长一些晚餐建议,确保各餐营养均衡。

(3)寄宿制幼儿园

建议寄宿制幼儿园在三餐两点的基础上再加一个晚间加餐。

自带食物、一餐或者两餐两点这几类情况,都会导致幼儿园难以完整监测幼儿膳食营养和生长发育情况,给幼儿园卫生保健工作带来困难。在此情况下,一定要做好家园共育工作,通过膳食培训、饮食调查、数据分析等,确保幼儿健康成长。

我们根据乡村幼儿园特点,在确保带量达标的基础上,适当降低了餐标,制订了春夏秋冬四季共八套三餐两点食谱,仅供各类乡村幼儿园参考。食谱中的具体菜品,可根据实际情况进行调换,在条件允许的情况下,尽量确保科学带量。表2-7展示了其中一套春季食谱,其余食谱可扫描二维码查看。

食谱范例

表2-7 春季食谱范例一

星期	早餐	间餐	中餐	午点	晚餐
星期一	热鲜牛奶 芝香果脯鸡蛋玉米糕	梨	神仙软米饭 青笋红甜椒鲜肉末 红番茄滑蛋 筒骨白菜汤	红枣花生粥	神仙软米饭 胡萝卜焖小猪肉排 腐皮烩白菜 筒骨苦菜汤
	牛奶130克,面粉55克,玉米面5克,鸡蛋15克	梨30克	大米65克,猪肉45克,青笋15克,甜椒3克,番茄25克,鸡蛋35克,白菜30克	红枣10克,花生10克,大米20克	大米65克,排骨45克,白菜35克,豆腐皮25克,苦菜30克
星期二	筒骨三鲜豆腐米线	苹果	神仙软米饭 白灼基围虾 上汤鲜甜小瓜丝 筒骨豆芽汤	热鲜牛奶 蒸小洋芋	神仙软米饭 樱桃丸子 蜜汁爽口蒸金瓜 筒骨上汤菠菜
	米线110克,白菜5克,番茄5克,猪肉8克,鸡蛋25克	苹果30克	大米65克,基围虾55克,小瓜55克,豆芽30克	牛奶130克,洋芋20克	大米65克,猪肉45克,南瓜50克,百合8克,菠菜30克
星期三	香焖肉绿菠菜 番茄面条	香蕉	红薯神仙软米饭 三色肉丁 嫩蒸鲜蛋羹 筒骨苦菜汤	热鲜牛奶 小回饼	粗粮馒头 蜜汁酱肉 糯香胡萝卜三色瘦肉靓粥
	面条110克,猪肉8克,菠菜5克,番茄5克	香蕉30克	大米65克,猪肉40克,胡萝卜5克,莴笋5克,鸡蛋55克,苦菜30克	牛奶130克回饼20克	面粉60克,猪肉35克,胡萝卜8克,白菜5克,猪肉8克,大米30克
星期四	热鲜牛奶 自制新鲜南瓜汁 双色小花卷 白水鹌鹑蛋	哈密瓜	神仙软米饭 黑芥菜甜椒香炒肉 三色嫩豌豆 筒骨茴香尖	鲜柠檬水 煮花生仁	神仙软米饭 香菇葱姜回锅肉 鲜味黄瓜 筒骨白菜汤
	牛奶130克,南瓜15克,面粉55克,鹌鹑蛋25克	哈密瓜30克	大米65克,猪肉45克,黑芥菜15克,甜椒8克,豌豆50克,茴香30克	柠檬15克,花生20克	大米65克,猪肉45克,蒜苗5克,黄瓜55克,白菜30克
星期五	筒骨三鲜汤 余肉卷粉 卤豆腐	火龙果	金银神仙饭 鲜芹菜胡萝卜烩牛肉 爆炒京白菜 筒骨茼蒿汤	牛奶麦片粥	鲜酱肉汁卤米线 筒骨什锦汤
	卷粉110克,猪肉15克,豆腐25克	火龙果30克	大米65克,牛肉45克,芹菜15克,胡萝卜5克,京白菜55克,茼蒿30克	牛奶130克,麦片20克	米线110克,猪肉15克,韭菜5克,白菜15克,番茄10克,粉丝5克

注:浅色横列表示主要带量。

(三)幼儿自带食物建议

幼儿正处在生长发育阶段,需要大量的营养物质。不同的食物中有不同的营养物质,在做到食物多样化的同时,必须要以食品安全为前提,要做到吃得安全,吃得健康,吃得营养。个别乡村幼儿园不具备条件为幼儿提供餐点,需幼儿自带食物入园的,建议如下:

1.自带食物的选择原则

(1)适合幼儿年龄特点,并能基本满足幼儿生长发育的营养需求

满足营养需求是自带食物的首要原则,在条件不允许的情况下,也要尽量为幼儿提供能基本保证每日需求的餐点。一是便于消化吸收的食物,比如蔬菜肉粥、松软的糕点等,尽量不带糯食、煎炸食物等。二是品类可以适当增加,如带糕点或面点的同时,加一些水果或酸奶。三是注重食物本身的营养价值,可以带一些富含优质蛋白质的食物,如鸡蛋、鸡肉等,不带有害健康的零食,如辣条等。四是以清淡少盐食物为主,少吃辛辣食品,以免损伤幼儿肠胃。

(2)注重食物安全卫生

根据食品安全管理要求,幼儿入口的食物必须是安全的、卫生的。选择自带食物时,尽量不选容易造成腹泻、容易变质或可能存在安全隐患的食物。准备的食物要在保质期内。教师要检查幼儿自带食物是否在保质期内,特别是奶制品、面包等保质期比较短的食物。

(3)方便进食、安全进食

自带食物应容易取放、容易进食。不建议带坚果,容易误入气管,引发安全事故。

2.自带食物建议

(1)有储存及简单加工条件的自带食物建议

建议食物:荤素搭配的饭菜、牛奶、酸奶,苹果、梨、香蕉、橙子,松软的糕点,蒸红薯、煮玉米,卤鸡翅、卤鸡腿等。

(2)无储存及简单加工条件的自带食物建议

建议食物:水果及松软的糕点等。

3.自带食物的管理建议

第一,教师应提醒家长给幼儿准备固定的带餐用具,粘贴幼儿的姓名标识。

第二,幼儿园应为幼儿自带食物创设一个安全、卫生、相对独立的储存保管区域,由班级教师对自带食物进行统一管理。

第三,班级教师需在幼儿食用自带食物前检查食物是否有变质变味的情况,如发现食物变质变味,禁止幼儿食用。

第四,有简单加工条件的,应根据幼儿自带食物的情况进行简单的加热处理,确保幼儿安全、健康饮食。

第五,幼儿园可根据当地饮食习惯和食材资源给家长一些建议。

自带食物远不能满足幼儿生长发育的营养需求,而且在一定程度上存在食品安全隐患,原则上不建议自带食物入园。除此之外,幼儿园一定要做好家长工作,给家长提供一些在家的膳食建议,确保幼儿健康成长。

二、乡村幼儿园膳食管理

乡村幼儿园所购买的食物除了要保证食材的新鲜、卫生外,还要考虑食材营养问题,只有平衡的膳食结构才能确保全面的营养供给。因此,幼儿园膳食管理要以《托儿所幼儿园卫生保健工作规范》为标准严格执行。

(一)食品的采购、验收与存放

采购安全、卫生的食品,并对食品进行验收和合理的存放与加工是保障幼儿园食品安全的重要措施。(见表2-8)

表2-8　幼儿园食品采购、验收与存放

流程	管理要求
采购	①幼儿园必须与供货方签订采购协议书,一年签订一次。供货方必须出具各类所需证明,并给采购幼儿园提供卫生许可证、食品检验合格证、身份证、居住证或临时居住证等复印件,幼儿园留档保存。 ②园内食品采购、协调由幼儿园后勤部门负责,食品采购定人、定责,每天采购的食品都要有记录。 ③购买食品,做到有计划、不浪费、不积压。厨房班长应配好每天所需食品的品名、数量,做好记录并通知供应商,供应商必须按品名、数量按时送货到园。 ④严禁采购以下食物:腐败变质、油脂酸败、霉变、生虫、污秽不洁,混有异物或其他感官性状异常,含有毒、有害物质或被有毒物质污染,可能对人体健康有害的食品。
验收	①保管员是食品的第一验收责任人,厨房所有食品由保管员先行验收,厨房班长复查,不能未经保管员验收而擅自加工。 ②厨房班长对食品的质量、数量、价格等方面进行复查(在保管员验收后进行),杜绝变质的和价格高于或等于市场零售价的食品。 ③台账应当与产品检验或检疫合格证明、购物凭证及其他有关食品安全证明,按进货时间先后排序,一并附于索证票簿内保存备查。 ④炊事员必须在保管员验收后进行拣菜、洗菜,并注意把好质量关,不得将劣质菜混入优质菜中。对于采购的霉烂、变质、过期的食品,厨房班长有责任提出异议并及时报告。

流程	管理要求
储存	①食品必须经验收合格后，进入食堂库房。 ②食品进入库房时必须登记，标明品名、数量、生产厂家、生产日期、保质期限等，并签上验收人和贮藏室管理员的名字及进贮藏室日期。 ③食品存放应当整齐、有序、分类、分架、隔墙、离地，定期检查，及时处理变质和超过保质期限的食品。 ④每种食品必须标挂食品标牌，并注明相应项目。 ⑤库房应当通风、保持清洁、利于保管食材。库房必须由专人管理，定期核对账目。 ⑥详细登记库房的物品出入，包括采购时间、采购人、保质期等，发货人和领货人签字，库房门随时锁好。

(二)食品的烹调与留样

1. 食品的烹调

为规范幼儿园厨房烹调加工管理，保障幼儿的餐饮安全，根据《食品安全法》《食品安全法实施条例》《餐饮服务食品安全监督管理办法》等，提出相应的食品烹调标准。具体要求如下：

①食品加工前应认真检查待加工食品，若有腐败变质或者其他感官性状异常的，不得进行烹调加工。

②不得加工和提供冷荤凉菜，不加工未经热处理的改刀熟食，不加工、生食水产品。

③使用的食品添加剂必须符合《食品添加剂使用卫生标准》。应严格按照标识上标注的使用范围、使用量和使用方法使用食品添加剂，禁止超范围、超剂量滥用食品添加剂。使用完后，由专人专柜保存。

④烹调后至食用前需要较长时间(超过2小时)存放的食品，应当在高于60摄氏度或低于10摄氏度的条件下存放。需要冷藏的熟制品，应在清洁操作区凉透后及时冷藏，并标注加工时间等。

⑤炊事员应持有有效的资格证书。

⑥用于原料、半成品、成品的容器和工具的标识要明显，分开使用，定位存放，保持清洁。

⑦食物的洗、切、制作加工方法要得当，荤素食品分开清洗，蔬菜先洗后切，尽量减少营养素的流失。

2.烹饪方法建议

科学的食谱是基础,食堂人员的营养配餐和烹饪技术是关键,深入分析食谱中菜肴制作材料的特性,以不断提高幼儿膳食质量。

①保护维生素C。在幼儿园食谱中时常会加入如苹果、鲜橙、柠檬等富含维生素C的鲜果。这些鲜果不可以高温炖煮。

②急火快炒。时鲜蔬菜含有大量的水分和丰富的维生素,用大锅炒时鲜蔬菜要掌握八字要诀:急火、热锅、热油、快炒。

③大锅调味有技巧。把握好投料的技巧、调味的时机,以烹制出深受孩子喜爱、美味可口的饭菜。

④分次调味。幼儿园的菜量大,靠一次调味难以一次到位,可以多次调味。

⑤加汤提鲜。幼儿园在烹饪蔬菜时可用高汤增鲜提味。

⑥把握放盐时机。把握好放盐的时机很关键。盐放早了,盐的渗透作用会使蔬菜中的水分大量溢出;盐放晚了,菜肴又不易入味。一般菜肴炒至六成熟时放盐为宜。

⑦敞锅煮皮,盖锅煮馅。幼儿园的馄饨量较大,放在一锅中烧煮容易破皮。在煮馄饨时要把握好盖锅盖的时机,敞开煮,水温只能接近100摄氏度,由于水的沸腾作用,馄饨、饺子不停地转动,皮熟得均匀,不易破裂。皮熟后,再盖锅盖,温度上升,馅易熟透。

3.食品留样

为落实食品卫生安全,保障幼儿的身体健康,根据食物中毒防治要求,幼儿园必须对每天的食品进行留样。食品留样需注意以下几点:

①设立专人负责各餐次菜肴留样,对当餐供应的所有菜肴,必须做好留样,以备查验。

②建立留样登记制度,每餐菜肴必须按餐登记清楚。

③配备专用留样冰箱,将留样的菜肴及时存放在专用冰箱内,温度在0—6摄氏度条件下保留48小时。

④每份菜肴留样不少于200克,置于经消毒后有盖(或保鲜膜)的容器内。

⑤每餐留样要标明留样日期、餐次、留样人。

⑥留样菜不得再继续食用。(见图2-6—图2-8)

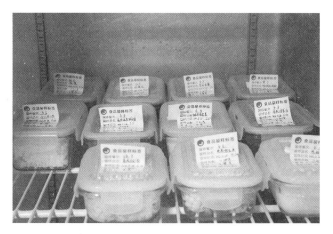

图2-6 留样盒(昆明市第一幼儿园湾流海校区供图)

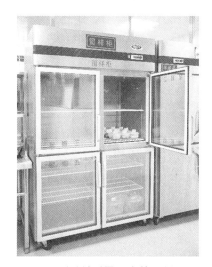

图2-7 留样柜(昆明市第一幼儿园
湾流海校区供图)

食口留样标签

留样餐次：＿＿＿＿＿＿

留样品名：＿＿＿＿＿＿

留样时间：＿＿＿＿＿＿

留样克数：＿＿＿＿＿＿

留 样 人：＿＿＿＿＿＿

销毁日期：＿＿＿＿＿＿

图2-8 食品留样标签(昆明市第一幼
儿园湾流海校区供图)

(三)厨房及厨房工作人员的卫生要求

根据《中华人民共和国食品卫生法》和《食品加工、销售、饮食卫生五四制》,切实把好饮食卫生关,防止食物中毒事故和食源性疾病的发生,确保幼儿园师生身体健康,特提出以下要求:

1.幼儿园食品安全管理机构和人员的要求

(1)幼儿园食品安全管理机构的职责要求

建立健全食品安全管理制度,明确食品安全责任,落实岗位责任制。食品安全管理制度主要包括:从业人员健康管理制度和培训管理制度,加工经营场所及设施设备清洁、消毒和维修保养制度,食品、食品添加剂、食品相关产品采购索证索票、进货查验和台账记录制度,关键环节操作规程,餐厨废弃物处置管理制度,食品安全突发事件应急处置方案,投诉受理制度以及食品药品监管部门规定的其他制度。

(2)幼儿园食品安全管理人员的基本要求

身体健康并持有有效健康证明,具备2年以上餐饮服务食品安全工作经历。持有有效的培训合格证明,食品药品监管部门规定的其他条件。

2.幼儿园从业人员健康管理要求

(1)幼儿园从业人员健康要求

从业人员(包括新参加和临时参加工作的人员)在上岗前应取得健康证明。每年进行一次健康检查,必要时进行临时健康检查。患有《中华人民共和国食品安全法实施条例》第二十三条所列疾病的人员,不得从事接触直接入口食品的工作。

餐饮服务提供者应建立每日晨检制度。有发热、腹泻、皮肤伤口或感染、咽部炎症等有碍食品安全病症的人员,应立即离开工作岗位,待查明原因并将有碍食品安全的病症治愈后,方可上岗。

(2)幼儿园厨房人员个人卫生要求

应做好健康检查和培训,取得健康证明和培训合格证后方可上岗。做好个人清洁卫生,勤洗头、洗澡、剪指甲。上班穿好工作服,戴帽子、口罩,工作服要勤换洗。

工作前、便后及处理食品原料后,均用肥皂及流动清水洗手,接触直接入口食品之前先洗手消毒。

在操作间内必须穿戴清洁的工作衣帽,并把头发置于帽内,分装食品时戴好口罩。(见图2-9、图2-10)

不留长指甲,不涂指甲油,不戴戒指。

在离开食堂或进入厕所前必须脱下工作衣帽,在外出回来时必须洗手消毒、穿戴工作衣帽后方可进入食堂操作间。

不得有面对食品打喷嚏、咳嗽及其他有碍食品卫生的行为。

患有皮炎及痢疾、肝病等传染性疾病的,不得上岗操作。

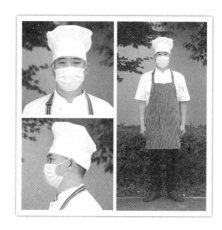

图2-9　厨师着装建议(昆明市第一幼儿园湾流海校区供图)

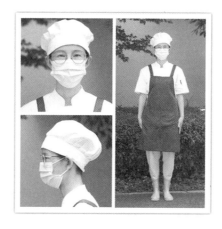

图2-10　厨房工作人员着装建议(昆明市第一幼儿园湾流海校区供图)

　　幼儿园膳食管理是幼儿园后勤工作的重点,也是幼儿园各项工作顺利开展的基础和保障。无论是城市幼儿园还是乡村幼儿园,都应该对后勤工作进行精细化管理,在厨房管理上做到严谨、细致,为幼儿健康成长提供安全、洁净的环境。

📝 **思考练习**

　　1.试分析幼儿园某一餐中所含营养素的情况。

　　2.结合你所在乡村幼儿园的实际情况,尝试设计一份幼儿园一周食谱。

第三章

乡村幼儿园常见疾病与传染病及其预防

◎ **学习目标**

◎掌握幼儿生病的迹象。

◎掌握乡村幼儿园常见疾病及其预防。

◎掌握乡村幼儿园常见传染病及其预防。

◎ **思维导图**

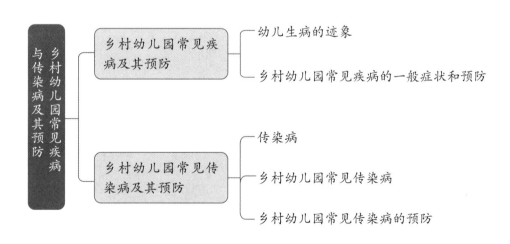

毛毛肚子痛

毛毛不愿继续参与下午的户外运动,幼儿园老师测毛毛体温正常,但毛毛面色苍白,双手冰凉。在安静地休息及采取保暖措施后,毛毛仍持续腹痛。老师电话联系家长后带毛毛到村卫生所查看,医生检查后确认毛毛是小儿消化不良,服药后疼痛缓解。

大思考

当孩子入园后身体出现不适时,保教人员应如何处理?

在幼儿园的实际工作中,常常会遇到或发现幼儿的一些异常表现,但幼儿有时不会表达,所以幼儿的异常表现必须引起保教人员的高度关注,避免延误治疗。幼儿免疫系统尚未发育完全,对疾病普遍易感,幼儿园保教人员必须具有判断幼儿健康和生病的能力。

第一节
乡村幼儿园常见疾病及其预防

幼儿期机体对疾病的抵抗力较弱,免疫功能较差,较容易生病,因此,疾病预防应该是幼儿园的头等大事。[①]每年刚开学时是新生父母的焦虑期,幼儿一上幼儿园就容易生病。一是因为幼儿免疫力低下。大多数幼儿在上幼儿园之前主要和爸爸妈妈等直系亲属接触,上了幼儿园后突然过集体生活,容易交叉感染,生病的概率自然就高了。二是因为幼儿的焦虑情绪。入园后,幼儿的生活习惯产生巨大变化,更容易生病。三是因为不适应幼儿园的饮食。幼儿园提供的早餐、中餐、晚餐和加餐科学营养,但幼儿在家时有所不同。四是幼儿在幼儿园运动出汗后,如不及时换衣服,容易感冒。作为幼儿园教师,应在日常工作中及早发现孩子生病的苗头。

一、幼儿生病的迹象

(一)外表和情绪的改变

健康的幼儿精神饱满,两眼有神,不爱哭闹。如果幼儿烦躁不安,面色发红,口唇干燥,双手冰凉,身体不自主地颤抖,教师应马上意识到:孩子可能生病了！若幼儿呼吸变粗、变快,面部发红,可能是发烧;若退热后幼儿皮肤的某些部位出现出血点、红

---

① 韩晓德.幼儿常见疾病的食养预防及调理.早期教育(教科研版),2017(9):37.

斑、水泡、疱疹，有可能是某种病毒性传染病。

(二)胃口的改变

幼儿平时食欲很好，突然食欲不振，并伴有精神不佳。

(三)睡眠的改变

若幼儿睡前烦躁不安，睡后面部发红，呼吸急促，应测量一下幼儿的体温，有可能是发烧的征兆；若幼儿入睡前爱用手抓肛门处，有可能是蛲虫病；若幼儿睡后不断咀嚼或磨牙，有可能患有蛔虫病；若幼儿午睡后出现潮热并咳嗽，有可能是肺结核。

(四)神经系统症状

幼儿如果寒战高热、目光呆滞、牙关紧闭、两手握拳、口唇青紫、尿失禁，是惊厥的预兆；两腿屈曲、阵发性哭闹、翻滚，是腹痛的表现；嗜睡、呕吐、脖子发硬，是脑炎的症状。

(五)呼吸道症状

幼儿若流清鼻涕，无发热，可能是感冒；咳嗽、咳痰，则可能是下呼吸道疾病；张口呼吸，多是鼻子不通气；呼吸急促，鼻翼翕动，口唇发红，应提防肺炎。

(六)消化系统症状

幼儿如果腹胀、不断打嗝、放屁，且气味酸臭，则可能是乳食停滞、消化不良；进食量少，有2天以上无排便，有可能是便秘；突发急性频繁拉水样伴呕吐，有患轮状病毒的可能。

(七)五官症状

幼儿若畏光、流泪，双眼球睑结膜红肿，有可能患结膜炎。

(八)生长发育异常

若幼儿面色、唇色、眼睑、甲床皮肤黏膜苍白，有可能是缺铁性贫血。目测幼儿身高、体重与同龄儿不一样，有体弱儿的可能。

拓展学习3-1

表3-1 儿童常见疾病症状的鉴别和处理[①]

疾病	定义	辨别要点	处理
小儿发热	体温因各种原因超过正常范围。一般用腋表测量体温，36摄氏度至37.2摄氏度为正常；37.3摄氏度至38摄氏度为低热；38.1摄氏度至39摄氏度为中度发热；39摄氏度以上为高热	①发热伴有流涕、咽痛、咳嗽等呼吸道症状，提示呼吸系统疾病。常见有上呼吸道感染、支气管炎、肺炎、扁桃体炎。②发热伴有恶心、呕吐、腹泻等消化道症状时，特别在夏秋季节，多见于细菌性痢疾和其他感染性腹泻。同时应注意传染性肝炎的发生。在发热伴有腹痛时，应根据疼痛部位注意外科急腹症，如化脓性阑尾炎。③发热伴有惊厥或昏迷等神经系统症状，提示中枢神经系统感染，如各种脑膜炎、脑炎、脑脓肿。④发热伴有尿频、尿急、尿痛等泌尿系统症状时，应考虑泌尿系统感染、肾结核等。⑤发热伴有皮疹时，要根据皮疹的性质和部位予以鉴别，如幼儿急疹、麻疹、猩红热、水痘、流脑等。⑥发热伴有局部感染时，要仔细检查各个部位，多见局部感染为急性化脓性中耳炎、化脓性淋巴结炎等。	①降温。发热时要让幼儿多饮凉白开，卧床休息。降温主要采用物理降温，如额部冷湿敷，高热持续不退可用头枕水袋，并服用小儿退热药物。②加强护理。注意观察病情变化，如高热持续不退或精神差，出现新的阳性体征时，应立即送往医院诊治。
小儿惊厥	惊厥是幼儿常见的急症症状之一，是幼儿时期常见的神经系统危重病症，是由于多种原因导致大脑神经细胞"工作障碍"出现暂时性功能紊乱的一种表现	①高热惊厥。各种原因所引起的突然高热而致抽搐。常发生于体温骤升时，发作持续时间短，能自行缓解，惊止后神志清楚。但此后每逢高热即有发作的可能。②感染。惊厥伴有呼吸道症状，常见于急性上呼吸道感染、化脓性扁桃体炎、肺炎等。惊厥伴有消化道症状，特别是夏秋季节，应警惕中毒性痢疾的发生。惊厥伴有神经系统症状，多见于各种原因所致的脑炎、脑膜炎、脑脓肿。③无热惊厥常见的疾病：低钙惊厥，多见于婴幼儿，发作时有手足抽搐表现。癫痫惊厥，发作时大多神志丧失，发作后倦怠乏力。中毒惊厥，有误服药物或毒物史，因中毒而发生惊厥，发作时意识不清，呕吐、腹泻，身体周围有特殊气味。	①患儿侧卧，防止呕吐物吸入，解开衣领、裤带，将纱布包裹的压舌板放入口腔上下磨牙之间，防止舌咬伤。②保持呼吸道通畅，及时去除咽部分泌物。③惊厥时间较长或反复发作时需及时吸氧。④降低体温，可采用物理降温措施。⑤及时送医院治疗。

① 李长明,王凤兰.全国托幼机构保健医务人员岗位培训教材.北京:中国中医药出版社,1999:94-96;111-118.

续表

疾病	定义	辨别要点	处理
小儿呕吐	呕吐是由于各种原因致使胃肠道发生逆蠕动,同时伴有腹肌收缩,从而迫使胃内容物从口或鼻腔涌出	①呕吐伴有流涕、咽痛、咳嗽等呼吸道症状时,常见上呼吸道感染、支气管炎、肺炎。②呕吐伴有恶心、腹痛、腹泻等消化道症状时,多见于消化道感染性疾病。如急性胃肠炎、细菌性痢疾、阑尾炎、急性肝炎、腹膜炎等。当消化道梗阻时也会出现呕吐。③呕吐伴有发热、昏迷、惊厥等中枢神经系统症状时,要警惕中枢神经系统疾病。脑膜炎常有喷射性呕吐、颈强直等脑膜刺激征表现。脑震荡应有头部外伤史。④喂养不当,饮食过量可在餐后引起呕吐。误服药物中毒后会出现吐药。	①加强护理,防止吸入呕吐物。②当呕吐量多,呕吐次数频繁时,要防止脱水。可按腹泻病预防脱水方案给予足够的液体。③在呕吐伴有急危症状时,如精神萎靡,高热持续不退,喷射性呕吐或腹痛进行性加重时,要考虑中枢神经系统疾病或外科急腹症的可能,应立即送医院诊治。
小儿腹痛	腹痛指胃以下、耻骨以上部位发生疼痛症状	①急性阑尾炎:可突然出现腹部或脐周疼痛,后转至右下腹疼痛并呈阵发性加重,体温多增高。②肠套叠:表现为阵发性腹痛,面色苍白,大便为果酱样。③急性肝炎:常有食欲不振、恶心呕吐和发热,部分可出现黄疸。④肠梗阻:表现为持续性腹痛、阵发性加重、腹胀。⑤急性腹膜炎:以高热、频繁呕吐、剧烈腹痛和腹胀为主要表现。⑥急性肠系膜淋巴结炎:常在急性上呼吸道感染的病程中并发。典型症状为腹痛、发热、呕吐,有时会发生腹泻或便秘。腹痛多见于右下腹部。⑦腹痛伴有尿频、尿急、尿痛等泌尿道症状时,常提示尿路感染、尿路结石。⑧腹痛伴有出血性皮疹时,应考虑过敏性紫癜。发病时腹部疼痛,同时可伴有黑色血便。关节痛、皮肤以四肢末端和臀部出现对称性出血性皮疹为特点。⑨腹痛经常性反复发作:常为肠痉挛、肠道寄生虫病。	①在腹痛发作过程中,特别在病因没有确定时,不得随便给止痛药物。②密切观察病情变化,如患儿精神面色不佳,出现腹痛进行性加重时,应立即送到医院检查,以免延误病情。

疾病	定义	辨别要点	处理
小儿多汗	汗腺分泌过多称为多汗。多汗可分为生理性多汗和病理性多汗。因外界环境的影响或体内供热和产热过多时，多汗为机体调节体温所必需，称为生理性多汗。因受某些疾病因素的影响所致的多汗为病理性多汗	①生理性多汗常见于气候炎热、室温过高或穿衣、盖被过多时。当剧烈运动之后，快速饮热食时也会导致生理性多汗。 ②病理性多汗往往出现在患儿安静状态或睡眠时。常见伴有多汗的疾病有：急慢性感染性疾病，如肺炎、伤寒、结核病、风湿热活动期、感染性多发性神经根炎。营养性疾病，如佝偻病活动期、营养不良。药物作用，如服用解热药物后。中毒，如有机磷中毒、铝中毒、汞中毒。精神因素，如过度兴奋或紧张等。	①加强护理。对出汗过多的幼儿，要及时将其汗水擦干，更换干净的内衣，避免受凉。 ②对非生理性多汗的患儿，要督促其到医院做进一步检查。
小儿厌食	厌食指较长时期的食欲减退或消失	①厌食伴有不良的饮食习惯，表现为生活不规律，吃饭不定时，饭前吃糖果、点心等零食，从而影响神经调节功能和消化液的分泌。高糖、高蛋白饮食也会使食欲下降。儿童不良的饮食习惯常为厌食的主要原因。 ②伴有厌食的常见疾病。慢性感染：可伴有长期的食欲减退，如结核病、慢性肺部感染、肾盂肾炎、慢性肝病。营养障碍：锌缺乏、铁缺乏症。药物作用：有些药物会造成胃肠道反应，引起食欲减低，如抗生素（红霉素等）。 ③家长不合理喂养。精神压力和情绪变化。	①建立规律的生活作息习惯，改变不合理的饮食习惯。 ②对各种疾病引起的厌食，应积极针对原发病进行治疗。 ③采用中医中药对症治疗，服用开胃健脾的中药和捏脊疗法，对食欲或消化功能差的儿童会有一定的疗效。

续表

疾病	定义	辨别要点	处理
小儿腹泻	腹泻是多病原、多因素引起的肠道改变,导致大便次数增多、大便性状改变的一组疾病。严重时常引起水、电解质和酸碱平衡紊乱	大便性状有改变,呈稀便、水样便、黏液脓血便或大便次数比平时多。感染性:肠炎、痢疾、霍乱。非感染性:食饵性腹泻病、症状性腹泻病、过敏性腹泻病及其他腹泻病	①加强饮食与环境卫生管理。注意培养儿童良好的饮食卫生习惯,如饭前便后洗手,不喝生水、不咬手指等。生吃的瓜果和蔬菜要在流动水中洗净,食物要保证新鲜洁净。②按照卫生要求加强环境卫生和粪便管理。夏季安装防蝇设备,及时消灭蝇、鼠、蟑螂、蚂蚁等。③严格做好食具、用具的日常消毒(煮沸或暴晒)。在腹泻流行季节,要加强晨检和全日观察。④早期发现患儿,及时隔离,及时送医。

二、乡村幼儿园常见疾病的一般症状和预防

幼儿园要为幼儿提供适合其年龄特点的卫生保健和生活环境,一切保健措施必须以儿童身心健康为出发点。对幼儿园常见疾病,教师和相关工作人员要加以了解,积极预防。(见表3-2)

表3-2 乡村幼儿园常见疾病的一般症状和预防①

病种	病名	定义	一般症状	预防
呼吸道疾病	急性上呼吸道感染	由各种病因引起的上呼吸道炎症,简称上感,是小儿最常见的疾病之一	局部出现流涕、鼻塞、喷嚏、咽部不适、轻咳。可有发热,体温在37.5摄氏度至38.5摄氏度,一般持续2—3日。重症有高热,体温在39摄氏度至40摄氏度,流涕多、咳嗽、全身乏力,并可伴有呕吐及腹泻,病程2—3周	①加强锻炼,增强抵抗力。②避免去人多拥挤的公共场所。③室内每日开窗通风,勤洗手。
	急性支气管炎	由于各种病原体引起的支气管黏膜炎症,气管常同时受累,称为急性支气管炎	大多继发于上呼吸道感染之后。以咳嗽为主,开始干咳,以后有痰,大都体温不高,全身症状较轻。较重时,可有发热,全身症状加重,甚至出现呕吐、腹泻等消化道症状。病程一般7—10天	①加强锻炼,特别是冬季,要多参与户外活动,使身体对寒冷的适应能力增强,减少"上感"的机会。②多喝水,及时补充维生素C,不到人口密集场所。
	肺炎	指不同病原体或其他因素引起的肺部炎症	发热,连续或间歇性咳嗽并逐渐加重,并有食欲不振、腹泻腹胀等消化道症状和烦躁不安、精神萎靡等神经症状。轻度肺炎,咳嗽并出现呼吸频率增快。重度肺炎咳嗽并出现胸凹陷。吸气时胸壁下部内陷即为胸凹陷	接种肺炎疫苗,保证充足的户外活动时间,多接触阳光和呼吸新鲜空气,平衡饮食
肠寄生虫病	蛔虫病	由蛔虫引起的肠道寄生虫病	儿童患者以脐周腹痛最为常见,呈不定时反复发作,并伴有腹肌紧张与压痛症状,时而会腹泻或便秘,可从粪便排出蛔虫或呕吐出蛔虫。儿童患者有时可引起神经症状,如惊厥、夜惊、磨牙、异食癖等	①驱虫治疗,加强卫生宣传教育,广泛宣传蛔虫病的危害性。②培养良好的个人卫生习惯,饭前便后洗手,不吃生菜与未洗净的瓜果,不随地大便。③进行科学的粪便管理,修建卫生厕所,搞好环境卫生,进行粪便无害化处理,多采用化肥取代粪肥。

---

① 李长明,王凤兰.全国托幼机构保健医务人员岗位培训教材.北京:中国中医药出版社,1999:92-111.

续表

病种	病名	定义	一般症状	预防
肠寄生虫病	钩虫病	由钩虫引起的肠道寄生虫病	以贫血、乏力、营养不良和胃肠道功能紊乱为主要临床特征。可引起食欲减退、恶心、腹痛、腹泻等消化道功能紊乱的症状。此外，皮肤症状有皮肤接触泥土史。因虫卵在泥土中发育成感染性幼虫，侵入皮肤后，局部有针刺奇痒感，多见于手指和足趾间，表现先为皮疹或丘疹，后形成小疱，几天内即自愈	①加强个人防护。在钩虫病流行地区应避免手足直接接触土壤，讲究卫生，不喝生水，不吃不洁净的瓜果，加强环境卫生。②加强粪便管理和无害化处理。杀灭粪便中的钩虫卵是预防和消灭钩虫病的关键。③药物治疗。
营养性疾病	贫血	体内的铁不能满足儿童生理需要，致使血红蛋白合成减少，产生缺铁性贫血	轻度贫血临床表现不明显，随着贫血加重而逐渐出现精神不振、烦躁不安、食欲下降等症状。典型的贫血体征为面色苍白、睑结膜、口唇淡红或苍白、毛发干枯等	饮食治疗。轻度贫血的患儿可以采取调整饮食的治疗方法。注意补充优质蛋白和增加含铁丰富的食物，如猪肝、动物血、瘦肉等，使每日所供给的蛋白质、铁和热量均高于正常饮食，并给予新鲜的绿色蔬菜和水果，直至消除贫血现象
	蛋白质能量缺乏	一种慢性营养缺乏病。主要由于蛋白质和热能的摄入不足或消化吸收不良而引起	体重不增，随后体重开始下降，患儿可出现乏力，肌肉松弛，皮下脂肪减少，毛发干枯。严重营养不良患儿可出现身高增长迟缓，反应迟钝，智力发育落后	①调整饮食。保证供给儿童足够的热量和蛋白质。②培养良好的生活习惯，合理安排生活制度。加强户外活动，以增加食欲。③积极治疗原发疾病，及时治疗消化道疾病和各种慢性疾病。④定期体格检查。根据儿童年龄按要求进行定期体检。

续表

病种	病名	定义	一般症状	预防
营养性疾病	单纯性肥胖	因过量的脂肪储存使体重超过正常体重20%的营养过剩称为肥胖症	体态肥胖,身材比一般同龄儿童高大,颈部、乳胸部、肩背部、腹部、臀部的皮下脂肪明显增厚。过食少动,特别喜爱食油脂类、淀粉类或甜食等高热量食物	①饮食指导。建立正常的饮食制度,注意膳食平衡和良好饮食习惯的培养。每餐进食量不超过定量,在不影响基本能量和营养素需要并能保证正常生长发育的原则下,要注意减少热量供给。避免过多摄入淀粉类食品,限制脂肪和糖类的摄入量,并要安排一定量的粗粮、蔬菜、水果。②体格锻炼。采取多种多样的体格锻炼方式,提高儿童对体育锻炼的兴趣。
	佝偻病	因体内维生素D的缺乏,引起钙磷代谢失调,导致以骨骼改变为特征的慢性全身性营养不良性疾病	以骨骼改变、神经系统兴奋性增高为主要表现,易激动、烦躁不安、夜惊、多汗,并多与周围环境影响无关	①主要采取综合预防措施以减少佝偻病的发病率,增加户外活动,多晒太阳是预防佝偻病经济、有效的方法。②合理喂养,营养均衡。
皮肤病	荨麻疹	由于各种刺激因素引起的一种血管反应性皮肤病,俗称风疙瘩、风疹块	常先感觉皮肤瘙痒,随即出现丘疹、红斑,然后形成水肿性红斑,皮疹大小和形态不一,数目不定,并可互相融合成片。荨麻疹可出现于身体任何部位,伴有剧烈痒感。皮疹出现快,持续数分钟或数小时后消失,但易复发	应积极寻找诱发病因,尽量减少服用、食入或接触各种发病的药物和食品,避免致敏原的刺激

续表

病种	病名	定义	一般症状	预防
皮肤病	脓疱疮	常见的化脓细菌传染性皮肤病,俗称黄水疮	皮疹初为丘疹或红斑,继而形成水泡、脓疱,形状不规则,破溃后露出糜烂面,其上覆盖黄色厚痂。此病好发于颜面和四肢等暴露的部位,局部自觉瘙痒	①加强个人卫生和环境卫生宣传。勤洗澡、勤换衣、勤剪指甲,保持皮肤的清洁卫生。②加强晨检。发现患儿后立即隔离,并及时对所接触的用品,如毛巾、衣服、被褥煮沸消毒。不能煮沸的要在太阳下曝晒,以避免扩散造成流行。③积极治疗瘙痒性皮肤病。
五官疾病	睑腺炎	为金黄色葡萄球菌引起的眼睑腺体急性化脓性炎症	自觉患眼眼睑部胀痛,睑缘皮肤局部性红肿,触摸有硬结并有压痛。睑腺炎因感染的部位和腺体的不同可分为内睑腺炎和外睑腺炎	①注意用眼卫生并加强体格锻炼,提高机体的抗病能力。②局部可用抗生素眼药水滴眼,同时口服抗生素治疗。③已经形成并出现黄色脓点时,应到医院切开排脓,切忌用力挤压。
	龋齿	在多因素的影响下,造成牙体组织破坏缺损的一种疾病	1度龋为浅龋,2度龋为中龋,3度龋为深龋,4度龋为残冠,5度龋为残根	①注意口腔卫生,培养良好的口腔卫生习惯。②加强户外活动,增强体质。积极预防佝偻病、营养不良和缺铁性贫血,提高机体抗病能力。③局部用氟防龋,增强牙齿抗龋能力。

拓展学习3-2

卫生与消毒①

（一）环境卫生

1.托幼机构应当建立室内外环境卫生清扫和检查制度，每周全面检查1次并记录，为儿童提供整洁、安全、舒适的环境。

2.室内应当有防蚊、蝇、鼠、虫及防暑和防寒设备，并放置在儿童接触不到的地方。集中消毒应在儿童离园（所）后进行。

3.保持室内空气清新、阳光充足。采取湿式清扫方式清洁地面。厕所做到清洁通风、无异味，每日定时打扫，保持地面干燥。便器每次用后及时清洗干净。

4.卫生洁具各班专用专放并有标记。抹布用后及时清洗干净，晾晒、干燥后存放；拖布清洗后应当晾晒或控干后存放。

5.枕席、凉席每日用温水擦拭，被褥每月曝晒1—2次，床上用品每月清洗1—2次。

6.保持玩具、图书表面的清洁卫生，每周至少进行1次玩具清洗，每2周图书翻晒1次。

（二）个人卫生

1.儿童日常生活用品专人专用，保持清洁。要求每人每日1巾1杯专用，每人1床位1被。

2.培养儿童良好卫生习惯。饭前便后应当用肥皂、流动水洗手，早晚洗脸、刷牙，饭后漱口，做到勤洗头洗澡换衣、勤剪指（趾）甲，保持服装整洁。

3.工作人员应当保持仪表整洁，注意个人卫生。饭前便后和护理儿童前应用肥皂、流动水洗手；上班时不戴戒指，不留长指甲；不在园（所）内吸烟。

（三）预防性消毒

1.儿童活动室、卧室应当经常开窗通风，保持室内空气清新。每日至少开窗通风2次，每次至少10—15分钟。在不适宜开窗通风时，每日应当采取其他方法对室内空气消毒2次。

2.餐桌每餐使用前消毒。水杯每日清洗消毒，用水杯喝豆浆、牛奶等易附着于杯

---

① 卫生部关于印发《托儿所幼儿园卫生保健工作规范》的通知．

壁的饮品后,应当及时清洗消毒。反复使用的餐巾每次使用后消毒。擦手毛巾每日消毒1次。

3.门把手、水龙头、床围栏等儿童易触摸的物体表面每日消毒1次。坐便器每次使用后及时冲洗,接触皮肤部位及时消毒。

小床消毒视频　　消毒剂的配制
　　　　　　　　　视频

4.使用符合国家标准或规定的消毒器械和消毒剂。环境和物品的预防性消毒方法应当符合要求。

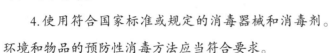
拓展学习3-3

常见病预防与管理①

(一)托幼机构应当通过健康教育普及卫生知识,培养儿童良好的卫生习惯;提供合理平衡膳食;加强体格锻炼,增强儿童体质,提高对疾病的抵抗能力。

(二)定期开展儿童眼、耳、口腔保健,发现视力低常、听力异常、龋齿等问题进行登记管理,督促家长及时带患病儿童到医疗卫生机构进行诊断及矫治。

(三)对贫血、营养不良、肥胖等营养性疾病儿童进行登记管理,对中重度贫血和营养不良儿童进行专案管理,督促家长及时带患病儿童进行治疗和复诊。

(四)对先心病、哮喘、癫痫等疾病儿童,及对有药物过敏史或食物过敏史的儿童进行登记,加强日常健康观察和保育护理工作。

(五)重视儿童心理行为保健,开展儿童心理卫生知识的宣传教育,发现心理行为问题的儿童及时告知家长到医疗保健机构进行诊疗。

案例3-1

幼儿园体弱儿(生长迟缓)管理指导②

生长迟缓:儿童的年龄别身高低于同年龄、同性别参照人群值的正常变异范围。低于中位数减2个标准差,但高于或等于中位数,减3个标准差为中度;低于中位数减3个标准差为重度。此指标主要反映过去,或长期慢性营养不良。

---

① 卫生部关于印发《托儿所幼儿园卫生保健工作规范》的通知.

② 本案例由昆明市西山区前卫幼儿园提供。

浩浩小朋友,5岁,在我园体格发育检测中身高100厘米,体重16公斤。按世界卫生组织颁布的儿童生长标准,浩浩的身高低于正常同龄儿的身高,属于轻度营养不良。孩子父母长年在深圳打工,从3岁起就由老家爷爷抚养,长期饮食习惯不良,是班里特别挑食的孩子。针对浩浩的情况,制订了如下管理建议:

1.找出营养不良的原因

如有寄生虫感染就要及时驱虫。因患病(如慢性腹泻、呼吸道感染等)导致生长迟缓,则应积极治疗原发病。缺乏微量元素(如缺锌、缺钙等)就要适当补充微量元素。

2.饮食管理

按国家推荐标准,3—6岁正常儿童每日需要谷类100—150克,肉类60—100克,蔬菜150—120克,乳制品250—500克,豆制品和水果适量,每餐尽量让幼儿吃饱、吃好。对低体重儿,应选择高蛋白、高热量、高碳水化合物以及高钙的食物。为了便于家长为幼儿有侧重地选择食物,现将各类食物中含高蛋白质、高热量、高碳水化合物、高钙的食物介绍如下。

高蛋白质食物:腐竹、花生(鲜)、猪里脊、猪排、猪肝、牛蹄筋、鱿鱼等。

高热量食物:核桃、松子、芝麻、猪肉松、牛肉松、烤鸭、全脂奶粉、麦乳精、蛋黄、蛋糕、豆沙月饼、曲奇饼、芝麻南糖(麻糖、麻片)等。

高碳水化合物食物:谷类、香蕉、石花菜等。

高钙食物:炼乳、山药、蚕豆、胡萝卜、苋菜(紫)、菠菜、空心菜、白萝卜、小白菜、茴香、芫荽、海带、酸奶、鹌鹑蛋、带鱼、河虾等。

以上仅供家长参考,平时为幼儿准备饭菜时尽量做到色香味俱全,注意荤素搭配。

3.体育锻炼

每天早上、下午各有1小时体育运动时间,有助于提高机体免疫能力,增进食欲。

第二节
乡村幼儿园常见传染病及其预防

幼儿正处于身体和心理不断生长发育的阶段,全身各器官尚不够完善,机体的免疫功能也比较低下,适应外界环境的能力较差。幼儿在集体生活中相互密切接触,如果疏于管理,容易引起传染病的传播和流行。因此,乡村幼儿园必须贯彻以保健为基础、保教结合的方针,认真做好卫生保健工作,预防和控制传染病的发生,保障幼儿身心健康。

一、传染病

(一)概念

根据《中国大百科全书:现代医学》中的解释,传染病是由各种病原体引起的能在人与人、动物与动物,或人与动物之间相互传播的一类疾病。[①]

> **案例3-2**
>
> ### 病从口入
>
> 暑假结束,开学已经好几天了,小米没有来上幼儿园。老师打电话得知,小米生病了,在家附近的村卫生院看了还是不见好转,爸爸妈妈带她到县城医院,检查结果是小米得了传染病"甲型肝炎"。一家人急作一团,很后悔吃东西时没有注意手部卫生。

---

① 中国大百科全书总编辑委员会.中国大百科全书:现代医学.北京:中国大百科全书出版社,2002:166.

(二)特点

1.病原体

绝大多数传染病都有其特异的病原体,包括细菌、病毒、立克次体、衣原体、真菌、螺旋体、原虫、寄生虫等,少数传染病的病原体至今仍不明确。

2.传染性

病原体从宿主排出体外,通过一定方式,到达新的易感染者体内,呈现出一定传染性。其传染强度与病原体种类、数量、毒力、易感者的免疫状态等因素有关。

3.流行性、地方性、季节性

(1)流行性

流行性按传染病流行过程的强度和广度,可分为四种情况。

散发,指传染病在人群中散在发生。

流行,指某一地区或某一单位,在某一时期内,某种传染病的发病率超过了历年同期的发病水平。

大流行,指某种传染病在某个短时期内迅速传播、蔓延,超过了一般的流行强度。

暴发,指某一局部地区或集体中、短时间内突然出现大批患同一传染病的人。

(2)地方性

地方性是指某些传染病或寄生虫病的中间宿主,受地理条件、气温条件变化的影响,常局限在一定的地域范围内发生。

(3)季节性

季节性是指传染病的发病率在年度内出现季节性升高,如流行性乙型脑炎多在夏秋季节流行。

4.免疫性

传染病痊愈后,人体对同一种传染病病原体产生抵抗力,一段时间内再次遇到该病原体的入侵不会再感染,称为免疫。不同的传染病,病后的免疫状态有所不同,有的传染病患病一次后可终身免疫,有的会再感染。

(三)传染病流行过程的三个基本条件

1.传染源

传染源是指体内有病原体生长、繁殖并且能排出病原体的人和动物,包括病人、病原携带者和受感染的动物。

2.传播途径

传播途径即病原体离开传染源后到达另一个易感者的途径。

①呼吸道传染病的主要传播途径:空气、飞沫、尘埃。

②消化道传染病主要传播途径:水、食物、苍蝇。

③日常生活接触传播途径:手、用具、玩具。

④虫媒传播途径:多见于吸血节肢动物(蚊子、跳蚤、白蛉、恙虫等),中间宿主的传染病,如疟疾、斑疹伤寒等。

⑤血液、体液、血制品传播途径:见于乙型肝炎、丙型肝炎、艾滋病等。

⑥土壤传播途径:病原体的芽孢(如破伤风、炭疽)或幼虫(如钩虫)、虫卵(如蛔虫)污染土壤。

3.易感人群

易感人群是指对某种传染病缺乏免疫力而容易感染这种传染病的人。传染病能够在人群中流行,必须同时具备传染源、传播途径和易感人群这三个基本环节。

案例3-3

敏敏怎么了

老师为敏敏晨检时,发现敏敏手上、口腔里有溃疡点,体温正常,但敏敏说嘴巴疼,老师立即就跟她爷爷说:"今天孩子不能送了,要及时带到医院检查。"并及时与她的妈妈取得了联系。过了20分钟,妈妈将孩子带到镇卫生院诊治。老师紧接着对班级物品进行消毒,并要求敏敏所在班级的餐具在班内自行清洗消毒,不与全园共同洗、消。第二天,其母亲打电话告知孩子确诊手足口病,老师在班级家长群发了近期防病温馨提示,告知其他家长注意提前预防。当天幼儿离园后教师再次对班级物品进行全面消毒,消杀患病幼儿个人用品,切断传播途径和保护易感人群。

请结合案例分析:

1.良好的个人卫生和幼儿园卫生消毒工作对预防传染病有什么重要意义?

2.班级保教人员和家长应该掌握幼儿常见传染病的防控措施吗?

二、乡村幼儿园常见传染病

幼儿的免疫系统尚未发育完全,对疾病普遍易感。在日常保教工作中,常常会遇到平常健康的幼儿出现与平时不一样的情况。如在晨间刚入园或在幼儿园的活动中,幼儿突然体温升高、皮肤出现皮疹、频繁上厕所、哭闹等,幼儿园保教人员必须在第一时间根据情况做出判断,才能更大限度地保护在园幼儿的身体健康。尤其对于卫生医疗条件相对较弱的乡村来说,幼儿教师必须不断学习儿童传染病知识,以便应用到实际的工作当中。(见表3-3)

表3-3 乡村幼儿园常见传染病[①]

名称	定义	临床表现	治疗
麻疹	由麻疹病毒引起的最常见的急性呼吸道传染病,传染性很强,属国家规定的乙类传染病。传播途径为空气、飞沫传播,易感人群多见于6个月—5岁的婴幼儿	①潜伏期:一般为6—18天,有轻度的体温上升。②前驱期:一般为3—4天,表现为轻度以上发热、咳嗽、流涕、流泪、咽部出血等,发疹前24—48小时出现柯氏斑。③出疹期:发热后3—4天出现皮疹,顺序自上而下、由内向外出疹,先从耳后、面部、上身、下身、四肢再至手、手心。④恢复期:皮疹出齐后,按出疹顺序,逐渐开始消退。	①隔离患儿至出疹后5天,合并肺炎时延长至10天。密切接触者检疫28天,未进行疫苗接种的儿童检疫21天。②对患儿所在班级进行消毒:过氧乙酸熏蒸或紫外线照射。因麻疹病毒不易在体外生存,所以工作人员接触患儿后只需在室外流通空气中或阳光照射20—30分钟,即可自然消毒。③按免疫程序给易感儿接种麻疹减毒活疫苗。
腮腺炎	由腮腺炎病毒引起的一种急性呼吸道感染传染病。传染源:患者及隐性感染病毒携带者。感染后可终身免疫	潜伏期为14—25天,平均18天。多数患儿无前驱症状,少数表现为发热、头痛、肌痛等	①隔离患儿至腮腺肿完全消失,待痊愈后须持所在地段保健科证明方可返园。②对密切接触者检疫21天。检疫期间对患儿所在班加强晨检、午检、晚检,发现病儿及时隔离,观察期不能接收或转出儿童。③腮腺炎流行季节,儿童活动室、卧室勤通风换气,勤换被褥。有条件的地方可给儿童接种流行性腮腺炎减毒活疫苗。

---

① 李长明,王凤兰.全国托幼机构保健医务人员岗位培训教材.北京:中国中医药出版社,1999:147-159.

续表

名称	定义	临床表现	治疗
水痘	带状疱疹病毒初次感染引起的一种传染性极强的传染病	前24小时可出现前驱症状（发热不适等）。特点：成批出现，同时能看到几个时期的皮疹，呈向心性分布，躯干为主，头面部多见，亦可见于口腔黏膜	①隔离患儿至皮疹全部结痂变干后为止。对密切接触儿检疫21天。 ②居室注意通风，可用紫外线消毒。 ③对正在用激素、免疫抑制剂的患儿进行被动免疫。 ④可给易感儿接种水痘疫苗。
猩红热	为A群溶血性链球菌感染引起的急性呼吸道传染病。传染源：乙型溶血性链球菌携带者是传染源之一，全年均可发病。传播方式：空气飞沫传播。易感人群：多见于5—15岁儿童	高热、咽峡炎、多伴扁桃体肥大、杨梅舌、全身"弥漫性鲜红"样皮疹（皮疹24小时内迅速出齐，全身弥漫性针尖大小的猩红色皮疹，触之如触砂纸状或天冷时的鸡皮样，皮肤间潮红，用手压可暂时转白），疹后皮肤脱屑	①对病人进行6日隔离治疗。 ②对接触者医学观察7日。儿童机构内有本病流行时，对咽峡炎或扁桃体炎患者，亦应隔离治疗。
急性结膜炎	由病毒引起的眼结膜的急性传染病，一年四季均可发生，以夏季为多	突然发现眼内出现异物感和烧灼感，痒痛后眼部疼痛怕光、分泌物增多，分泌物呈浆液性，结膜肿胀，弥漫性眼结膜充血，继而发生结膜下充血	①保持双手清洁，并用正确方法洗手。 ②病人用过的物品必须妥善清洗与消毒。不要共用毛巾或其他个人物品。 ③接触病人时，需戴上手套适当隔离，患者应充分休息。
风疹	是一种症状较轻的急性病毒性呼吸道传染病	潜伏期为14—21天，常见低热、全身不适及皮疹起病，可伴有咽痛、轻咳和流涕。浅表淋巴结多有肿大且伴有轻度触痛。皮疹于发热后很快出现，呈充血性斑丘疹，多见于面部和躯干部，手心、足心不出疹。2—3日后皮疹消退，一般不遗留色素沉着	①隔离患儿至出疹后14天。观察期加强晨检、午检、晚检；托幼机构不得接收或转出儿童。 ②可给易感儿接种风疹减毒活疫苗。

续表

名称	定义	临床表现	治疗
手足口病	由肠道病毒感染引起的常见传染病之一,好发于5岁以内婴幼儿。可引起发热,手足口腔等部位的皮疹溃疡	潜伏期2—7天,没有明显的前驱症状,多突然发病;发病前1—2天内手、足、口腔内、肛周出现疱疹;疱疹最初为米粒大,很快在红疹的底部形成小水泡;发病后一周内传染性最强,可自然痊愈,病程7—10天。重点关注"三个四"特点。四部曲:手—足—口腔—臀部皮疹。四不像:不像蚊虫咬,不像药物疹,不像口腔溃疡,不像水痘。四不特征:不疼,不痒,不结疤,不结痂	手足口病须隔离患儿2周,对患儿的鼻咽分泌物、粪便及污染物随时消毒,病愈后进行终末消毒
诺如病毒感染性腹泻	由诺如病毒引起的腹泻	食用诺如病毒污染的食物或饮料,直接接触照顾病人,或与病人共同进餐或使用共同餐具。食物可以通过被污染的手、呕吐物或粪便污染的物体表面直接污染,或者通过附近呕吐物细小飞沫污染。尽管病毒在人体外很难繁殖,但是一旦存在于食品或水中,就能引起疾病。儿童以呕吐为主,成人以腹泻为主	①经常洗手,用肥皂和流动清水认真洗手,尤其是饭前便后,以及每次准备和加工食物前。②水果蔬菜在食用之前要洗净削皮,畜肉类和从土里刨出来的根茎类果蔬(如地瓜)不能生食,要烧熟煮透。如怀疑饮用水被污染,需煮沸1分钟之后冷却和冷藏。③净水器无法除去诺如病毒。地面或物体被患者呕吐物或排泄物污染后,保育员应立即用报纸覆盖呕吐物,并用含有漂白剂的清洁剂清理和消毒。衣物和床单被患者呕吐物或排泄物污染后应使用热水和肥皂清洗。呕吐物和排泄物用马桶冲掉,并确保周围区域清洁。呕吐物处理禁用抹布(易造成二次污染),由外向内清理呕吐物和消毒地面及呕吐物所在位置2米左右的物体表面。保育员彻底清洁双手及面部,给呕吐幼儿更换衣物、鞋子,照顾呕吐幼儿洗手、漱口。

续表

名称	定义	临床表现	治疗
甲型肝炎	由甲型肝炎病毒引起的一种病毒性肝炎。传染源是甲型肝炎患者和病毒携带者	甲型肝炎以"粪—口"为主要传播途径,多由日常生活接触传播,水和食物的传播,特别是水生贝类等,是甲型肝炎爆发流行的主要传播方式。潜伏期平均为30日。儿童发病率高,患者康复后通常会终身免疫,不会成为长期带病毒者。秋、冬季为发病高峰期,患者隔离期40天,检疫期45天	①隔离患儿不得少于30天。隔离期满,连续2次肝功能正常,并由医院开具证明,方可返园。接触儿检疫42天,疫期不再办理出入园手续。 ②患儿的餐具、衣物、被褥等严格消毒。 ③对密切接触儿、易感儿注射甲肝疫苗。
儿童疱疹性咽峡炎	由肠道病毒引起的以急性发热和咽峡部疱疹溃疡为特征的自限性疾病。2008年列入传染病管理	高热急,可持续高热或反复高热,咽喉痛、头痛、厌食,并常有颈痛和四肢疼痛,颌下淋巴结肿大或压痛,口腔咽峡。起病2日内口腔黏膜咽弓上出现少数小的灰白色疱疹,周围绕以红晕,但无出血点,多见于扁桃体前部,但也可以位于软腭、扁桃体、舌部等。浅溃疡:在以后的24小时内水泡破溃变为浅溃疡	①疱疹性咽峡炎具有传染性,患儿应尽量待在家中,减少不必要的外出。 ②注意手卫生。勤洗手,尤其是在饭前便后,建议使用肥皂或洗手液并用流动水洗手,不用污浊的毛巾擦手,以避免重复感染或交叉感染。 ③多通风。定期打开门窗等,以保持室内空气流通,疾病流行期间尽量避免到人群聚集场所。除了生病的患儿不要串门外,家长也尽量少串门,因为家长也可能会成疱疹性咽峡炎的传播媒介。 ④加强消毒。肠道病毒不耐高温。患儿玩过的玩具、用过的奶具、碗筷以及穿过的衣物等都应彻底消毒。消毒方式有热水浸泡、消毒剂消毒和日光暴晒等。 ⑤手足口病疫苗接种。

续表

名称	定义	临床表现	治疗
狂犬病	由狂犬病病毒感染引起的一种人畜共患的传染病	①潜伏期，暴露到发病前无任何症状，一般为1—3个月，极少数短至两星期，长至1年以上。 ②前驱期，患者会出现早期临床症状，通常以不适、厌食、疲劳、头痛和发热等不典型症状开始。还可能出现无端的恐惧、焦虑、激动、易怒、神经过敏、失眠或抑郁等症状。前驱期一般为2—10日（通常2—4日麻痹期），急性神经症状期过后，患者逐渐进入安静状态。持续6—18小时，痉挛停止，患者渐趋安静，出现弛缓性瘫痪，尤以肢体软瘫最为多见，被咬肢体侧更为严重。斜视、眼球运动失调、下巴（下颌）下坠、口不能闭、面部缺少表情等。患者呼吸渐趋微弱或不规则，并可出现呼吸减弱—停止—增加交替出现，如同潮水涨落样的呼吸；血压下降、反射消失、瞳孔散大，狂犬病的整个自然病程一般不超过5日。	①管理传染源，以犬的管理为主。 ②伤口处理应尽快用20%肥皂水反复冲洗至少半小时，力求去除狗涎，挤出污血。冲洗后用70%酒精擦洗及用浓碘酒反复涂拭，伤口一般不予缝合或包扎，以便排血引流。如有抗狂犬病免疫球蛋白或免疫血清，则应在伤口底部和周围进行局部浸润注射。 ③预防接种，疫苗接种可用于暴露后预防，也可用于暴露前预防。

三、乡村幼儿园常见传染病的预防

　　幼儿园是儿童集中生活的场所，一旦发生传染病容易造成流行，预防传染病、管理传染源是一项重要的保健工作。环境的清洁，幼儿用具等的消毒，经常通风、减少空气污染等，都是预防传染病的有效措施。

1.传染病预防原则

传染病的预防,要根据传染病流行过程中的三个基本环节,采取综合性措施,防止传染病继续传播,具体包括:管理传染源、切断传播途径和保护易感人群。(见表3-4)

表3-4　幼儿园传染病预防原则

原则	措施
管理传染源	幼儿入园接受晨检,若观察到传染病疑似症状,要立即告知家长带幼儿离园并到正规医院就诊
切断传播途径	晨检教师洗手消毒,对患儿活动过的区域(幼儿进园路线的轨迹)进行消毒,包括幼儿所在班级内的物品表面设施消毒
保护易感人群	分析患病幼儿与哪些幼儿有密切接触史,最有效的措施是主动接受免疫接种,注意个人防护,增强抵抗力

2.传染病预防与控制[①]

①督促家长按免疫程序和要求完成儿童预防接种。配合疾病预防控制机构做好托幼机构儿童常规接种、群体性接种或应急接种工作。

②托幼机构应当建立传染病管理制度。托幼机构内发现传染病疫情或疑似病例后,应当立即向属地疾病预防控制机构(农村乡镇卫生院防保组)报告。

③班级老师每日登记本班儿童的出勤情况。对因病缺勤的儿童,应当了解儿童的患病情况和可能的原因,对疑似患传染病的,要及时报告给园(所)疫情报告人。园(所)疫情报告人接到报告后应当及时追查儿童的患病情况和可能的病因,以做到对传染病人的早发现。

④托幼机构内发现疑似传染病例时,应当及时设立临时隔离室,对患儿采取有效的隔离控制措施。临时隔离室内环境、物品应当便于实施随时性消毒与终末消毒,控制传染病在园(所)内暴发和续发。

⑤托幼机构应当配合当地疾病预防控制机构对被传染病病原体污染(或可疑污染)的物品和环境实施随时性消毒与终末消毒。

⑥发生传染病期间,托幼机构应当加强晨午检和全日健康观察,并采取必要的预防措施,保护易感儿童。对发生传染病的班级按要求进行医学观察,医学观察期间该班与其他班相对隔离,不办理入托和转园(所)手续。

---

① 卫生部关于印发《托儿所幼儿园卫生保健工作规范》的通知.

⑦卫生保健人员应当定期对儿童及其家长开展预防接种和传染病防治知识的健康教育,提高其防护能力和意识。传染病流行期间,加强对家长的宣传工作。

⑧患传染病的儿童隔离期满后,凭医疗卫生机构出具的痊愈证明方可返回园(所)。根据需要,来自疫区或有传染病接触史的儿童,检疫期过后方可入园(所)。

拓展学习3-4

表3-5　儿童常见传染病及其预防措施

传染病种类	疾病名称	预防措施
呼吸道传染病	麻疹、腮腺炎、猩红热、风疹	①保持室内空气流通,注意休息和均衡营养,增强抵抗力。 ②注意个人卫生,打喷嚏或咳嗽时应用纸巾掩着口鼻。 ③保持双手清洁,如被呼吸系统分泌物污染后应立即以正确方法洗手,用过的玩具及家具需恰当清洁。 ④照顾或接触病儿时要小心,应戴口罩,接触前后洗手。 ⑤尽量与病儿保持至少1米的距离,需要时穿上防护服,适当隔离。
消化道传染病	手足口、诺如病毒感染性腹泻、甲型肝炎	①注意个人、食物及环境卫生,小心饮食。 ②凡是从事餐饮的工作人员应定期体检,日常如有不适,应暂停工作并尽早诊治。 ③正确处理呕吐事宜。　　手足口病预防 科普视频
皮肤和皮下感染	螨虫、疥疮、头虱	①接触病儿时应戴手套。 ②疥疮病儿的床单及衣物等用品,要进行消毒处理。 ③病儿用过的物品,必须妥善清洗与消毒,不要共用毛巾或其他个人物品。接触病儿时,需戴上手套,需要时穿上防护服,适当隔离。
接触性传染病	结膜炎、水痘、脓疱疮	①避免共用毛巾,注意个人卫生,触摸眼睛前要洗手。 ②保持双手清洁,并用正确方法洗手。 ③病儿用过的物品,必须正确清洗与消毒,不要共用毛巾或其他个人物品。接触病儿时,需戴上手套,需要时穿上防护服,适当隔离。

续表

传染病种类	疾病名称	预防措施
备注： ①某些传染病有多种传播途径，例如手足口病的传播途径可以是食物也可以是飞沫传播，所以预防这些传染病时，应同时考虑各类预防方法。 ②时时注意个人卫生，正确洗手。注意环境卫生及通风。流行期间尽量避免出入拥挤场所，如超市等。注意营养，均衡膳食，保证充足睡眠，以提高机体免疫力。不要与有传染病接触史的班级、家人或同伴接触，如有接触要及时报告，采取医学观察。		

拓展学习3-5

幼儿入园晨检

晨检是托幼机构等集体单位为加强传染病防控工作而采取的一种措施。

一问：仔细询问家长前一晚幼儿在家的情况，有无不舒服、患病等异常情况，有则记录。

二看：仔细观察幼儿的精神、面色、皮肤（看手心手背）、嘴唇，有无精神状态不好、面色苍白或发黄、眼巩膜发黄、眼睑充血，嘴唇颜色有无异常，看喉咙和口腔内是否有疱疹，扁桃体有无肿大，脸上有无伤痕、虫咬迹象，如有，及时向家长问明原因。

三摸：摸摸幼儿小手、额头有无发热，有无淋巴结肿大现象。

四查：检查幼儿衣着是否整洁，双手是否干净卫生；检查幼儿是否带危险物品入园，如孩子带有危险的玩具，请家长带回，并告诉家长以后不能让小孩带以上物品入园。

五登记：在晨检中有异常情况的幼儿，需接受班级全日观察和保健室全日观察。

拓展学习3-6

表3-6　儿童常见传染病隔离期限表

病名	潜伏期		病人隔离期限	接触者检疫日期
	常见	最短、最长		
水痘	14—16天	10天、21天	隔离到痂皮脱落,不少于发病后14天	21天
流行性腮腺炎	16—18天	8天、30天	隔离期一般认为应从起病到腮肿完全消退为止,3周左右	21天
手足口病	2—7天	1天、10天	至疱疹全部结痂干燥,至少1周	14天
流行性感冒	1—2天	数小时、4天	症状消退,退烧后3天解除隔离	最后一个病人发病后3天
麻疹	10—14天	6天、18天	发疹后5天解除隔离,并发肺炎则隔离至出疹后10天	21天
百日咳	7—14天	5天、21天	隔离至痉咳后30天,接触者观察21天	21天
猩红热	2—4天	1天、7天	隔离至咽部炎症消退为止,一般为7—10天	7—12天
流行性脑脊髓膜炎	2—3天	1天、7天	隔离至症状消失后3天,不少于病后7天	7天
急性出血性结膜炎	24—48小时	数小时	隔离期至少7—10天	不检疫
风疹	18天	14天、21天	隔离至出疹后14天	不检疫

拓展学习3-7

表3-7　常用消毒方法

消毒对象	物理消毒方法	化学消毒方法	备注
空气	每日至少开窗通风2—3次，每次至少10—15分钟		在外界温度适宜、空气质量较好、安全的条件下，应持续开窗
	空气采用紫外线杀菌灯进行照射消毒，每日1次，每次持续照射60分钟		①不具备开窗通风条件时使用。②应使用移动式紫外线杀菌灯，按照每立方米1.5瓦计算紫外线杀菌灯管需要量。③禁止紫外线杀菌灯照射人体体表。④在室内无人的情况下使用无臭氧式紫外线杀菌灯进行消毒。
餐具、水杯	煮沸消毒15分钟或蒸汽消毒10分钟。餐具消毒柜、消毒碗柜消毒按说明书使用		①对食具必须先去残渣，清洗后再进行消毒。②煮沸消毒时，被煮物品应全部浸没在水中；蒸汽消毒时，被蒸物品应疏松放置，水沸后开始计算时间。③使用符合国家规定的产品。④不得用无消毒作用的保洁柜来代替消毒柜进行消毒。
毛巾类织物	①用洗涤剂清洗干净，置于阳光直接照射下暴晒干燥。②煮沸消毒15分钟或蒸汽消毒10分钟。	使用次氯酸钠类消毒剂消毒。使用浓度为有效氯250—400毫克/升的消毒剂浸泡，消毒20分钟	①曝晒时不得相互叠夹，曝晒时间不低于6小时。②煮沸消毒时，被煮物品应全部浸没在水中；蒸汽消毒时，被蒸物品应疏松放置。③消毒时，将织物全部浸没在消毒液中；消毒后，用生活饮用水将残留消毒剂冲净。

续表

消毒对象	物理消毒方法	化学消毒方法	备注
抹布	煮沸消毒15分钟或蒸汽消毒10分钟	使用次氯酸钠类消毒剂消毒。使用浓度为有效氯400毫克/升的消毒剂浸泡,消毒20分钟	①煮沸消毒时,抹布应全部浸没在水中;蒸汽消毒时,抹布应疏松放置。②消毒时,将抹布全部浸没在消毒液中;消毒后,用生活饮用水将残留消毒剂冲净,控干或晾干存放。
餐桌、床围栏、门把手、水龙头物体表面		使用次氯酸钠类消毒剂消毒。使用浓度为有效氯100—250毫克/升的消毒剂消毒10—30分钟	①可采用表面擦拭、冲洗的消毒方式。②餐桌消毒后要用生活饮用水将残留消毒剂擦净。③家具等物体表面消毒后用生活饮用水将残留消毒剂去除。
玩具、图书	每周至少通风晾晒1次	使用次氯酸钠类消毒剂消毒。使用浓度为有效氯100—250毫克/升的消毒剂对表面进行擦拭、浸泡,消毒10—30分钟,消	①适用于不能湿式擦拭、清洗的物品。②曝晒时不得相互叠夹,曝晒时间不低于6小时。③根据污染情况,每周至少消毒1次。
便盆、小便池、蹲坑		使用次氯酸钠类消毒剂消毒。使用浓度为有效氯400—700毫克/升的消毒剂浸泡或擦拭,消毒30分钟	①必须先清洗后消毒。②浸泡消毒时将便盆全部浸没在消毒液中。③消毒后用生活饮用水将残留消毒剂冲净,控干或晾干存放。
体温计		使用75%—80%的乙醇溶液浸泡,消毒3—5分钟	使用符合《中华人民共和国药典》规定的乙醇溶液

📑 **思考练习**

1.作为一名乡村幼儿园教师,你是如何判断幼儿生病的?

2.试举例谈谈乡村幼儿园常见疾病有哪些,应该如何预防。

3.乡村幼儿园如何预防传染病?

第四章
乡村幼儿园的心理保健工作

学习目标

◎ 了解幼儿的心理和行为特点。

◎ 知道如何预防及应对幼儿的心理和行为问题。

思维导图

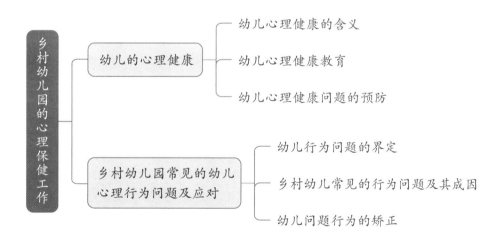

丹丹,3岁,小班,父母在城里打工,丹丹平时跟着爷爷奶奶一起生活。自进幼儿园那天起,丹丹就很不开心。她本来就是一个安静的孩子,现在变得更加沉默了,总是一个人坐在教室的一角自己玩。老师想让她多认识几个小朋友,就有意安排她跟其他小朋友一起玩,但她就是融入不进去。几周过去了,她仍然是孤独一人。丹丹还特别敏感,有时候别的老师聊天提到了她的名字,她听见了就很紧张地抬头看着老师,听老师在说什么。

💡 大思考

3岁的丹丹为什么会有以上情况? 丹丹的家长应该怎么做? 幼儿教师能做些什么?

《幼儿园教育指导纲要(试行)》明确指出:幼儿园必须把保护幼儿的生命和促进幼儿的健康放在工作的首位。树立正确的健康观念,在重视幼儿身体健康的同时,要高度重视幼儿的心理健康。

第一节
幼儿的心理健康

一、幼儿心理健康的含义

幼儿心理健康是指心理发展达到相应年龄组幼儿的正常水平。我国的儿科医学专家、幼儿心理和教育专家主要从动作、认知、情绪、意志、行为及人际关系等方面衡量幼儿的心理健康[①]。

1.动作发展正常

动作发展与脑的形态及功能的发育密切相关,幼儿躯体大动作和手指精细动作的发展水平处于正常范围是心理健康的基本条件。

2.认知发展正常

一定的认知能力是幼儿生活与学习的重要条件。虽然幼儿的认知发展存在个体差异,但若某个幼儿的认知水平明显低于同年龄幼儿,且不在正常范围内,那么该幼儿的认知能力是低下的,心理也是不健康的。

3.情绪积极向上

积极的情绪状态反映了中枢神经系统功能的协调性,亦表明个体的身心处于良好的平衡状态。幼儿的情绪具有很大的冲动性和易变性,但随着年龄增长,幼儿对情绪的自我调节能力有所增强,稳定性逐渐提高,并开始学习合理地发泄消极的情绪。

---

① 华炜.学前儿童心理健康教育.北京:中国人民大学出版社,2015:5.

如果某个幼儿经常处于消极的情绪状态,整天闷闷不乐或暴跳如雷,那么该幼儿的心理是不健康的。

4.人际关系融洽

幼儿之间的交往是维持心理健康的重要条件,也是获得心理健康的必要途径。心理不健康的幼儿,其人际关系往往是失调的,或自己远离同伴,或成为群体中不受欢迎者。心理健康的幼儿乐于与人交往,能与同伴合作。

5.性格特征良好

性格是个性中最核心、最本质的表现,它反映在对客观现实的稳定态度和习惯化的行为方式中。心理健康的幼儿一般具有热情、勇敢、自信、主动、合作等性格特征,而心理不健康的幼儿常常具有冷漠、胆怯、自卑、被动、孤僻等性格特征。

6.没有严重的心理卫生问题

幼儿不健康的心理往往以各种行为方式表现出来,如吮吸手指、遗尿、口吃、多动等。心理健康的幼儿没有严重的或复杂的心理卫生问题。

二、幼儿心理健康教育

幼儿心理健康教育是幼儿素质教育的重要组成部分。幼儿心理健康教育是指幼儿教师或其他教育工作者运用心理学等专业知识和技能,为幼儿提供有针对性的帮助,使之形成健康的心理,表现出良好的社会适应行为,从而促进幼儿健康发展,为其终身幸福奠定良好的基础[1]。

影响幼儿心理健康的
因素讲解视频

这里需要注意区分幼儿心理健康教育与幼儿园心理健康教育,前者的范围大于后者,只要是涉及年龄层在学龄前(上小学以前)的心理健康教育都是幼儿心理健康教育。这里强调的是教育对象,没有限定教育场所,包括家庭对幼儿进行的心理健康教育,社区对幼儿进行的心理健康教育。而后者限定了教育场所——幼儿园,即只有在幼儿园内发生的针对幼儿进行的心理健康教育才能被认为是幼儿园心理健康教育。

幼儿园心理健康教育着眼于培养幼儿健康的情绪,积极的情感,良好的个性特征和意志品质,内容涵盖幼儿自我教育、意志品质教育、情感教育、生命教育、性教育、创造力培养、人际交往训练等方面。[2]

① 华炜.学前儿童心理健康教育.北京:中国人民大学出版社,2015:7.
② 黄芳.课程视野下广州市幼儿园心理健康教育现状研究.广州:华南师范大学,2007:4.

无论是幼儿心理健康教育,还是幼儿园心理健康教育,都具有预防和矫治两层含义:一是面向全体幼儿,开展预防性和发展性的心理健康教育,维护和促进幼儿的心理健康;二是面向少数有心理问题的幼儿,开展一定的补救性或矫治性心理咨询或治疗。两者比较,预防比矫治更有积极意义。

三、幼儿心理健康问题的预防

预防的目标:从根本上消除问题行为产生的原因,以达到预防疾病发生的目的。

(一)幼儿园教育中的预防措施

1.幼儿园教育要针对幼儿身体发育的特点

学前期是幼儿身体迅速发展、运动机能逐步形成的时期。在这个时期里获得的基本能力和对运动的兴趣,对于幼儿以后的发展有巨大影响。此外,在个性的形成和智力的发展上,幼儿期是个关键时期。幼儿身体发育的特点表现在以下几方面:

(1)极为好动

长时间地让幼儿静坐,不符合幼儿身心健康发展的要求。教师要有意识地安排一些既自由又有一定约束的游戏活动。

(2)不会控制活动量

幼儿玩起来总是全力以赴,容易过度疲劳,所以教师应注意调节幼儿的活动量。

(3)身体发育尚未完成

幼儿小肌肉发育不完善,教师要善于安排与幼儿肌肉发育水平相适宜的活动,避免太多精细、复杂的活动。幼儿手、眼协调能力不完善,教师尽量不要让他们注视细小的物体。幼儿的颅骨很柔软,教师应极力避免幼儿之间打闹时敲打头部,并讲清危害性及理由。幼儿"偏手性"已形成,教师不宜强迫其改变,否则易引起一些问题行为。

(4)个体差异明显

每个幼儿的发展速度不同,教师不能机械地用一般标准去观察和衡量幼儿的发展状况,而应综合考虑幼儿发展的一般规律和现有的发展水平,拟订出相应的发展目标,对幼儿进行指导、教育。

2.按照幼儿的认知特点组织教育

个体的认知水平是后天习得并逐步发展的。幼儿的认知水平反映了他们对自己在环境和社会中所处地位的认识,也反映了他们对自身能力的评价。幼儿在认知发展过程中出现不良倾向时,若不及时加以调整,就有可能使他们在人格结构上出现不协调,发生行为上的偏异,甚至产生心理疾病。幼儿的认知特点表现在以下几个方面:

(1)主动记忆

幼儿所保持的信息并不是通过死记硬背贮存在大脑里,而是在不断发展的认知的引导下进行再认和回忆。教师不宜用赏罚等外部手段迫使幼儿记住许多知识,而应努力唤起他们的好奇心,充分发挥记忆力的作用。

(2)喜欢表达

大多数幼儿很喜欢说话,在众人面前更是如此。教师可以利用各种活动为幼儿提供说话的机会。要注意培养幼儿说话完整、流畅和仔细倾听别人说话的良好习惯。教师应让善于说话和生性羞怯的幼儿都有表现的机会,对于那些不善言谈、缺乏自信的幼儿,要给予特别的帮助和更多的鼓励。

(3)想象丰富

教师应尽可能地鼓励幼儿在做游戏、讲故事及绘画时发挥想象力,努力创设想象与现实交融的情境,但也要让幼儿能区分现实与想象。

(4)能力发展需要帮助

幼儿能力的发展离不开机会、鼓励和赞赏。教师要对幼儿的一言一行表示兴趣及关注,用真诚的方式表达对幼儿的关心,让幼儿体会到教师为他们的每一点进步感到高兴和自豪。同时,教师还要向幼儿提供探究及体验各种事物的机会,允许并鼓励幼儿独立活动,鞭策幼儿的行为趋于完善和熟练,用幼儿能理解的方式严格约束那些不适宜的行为方式,以建立良好的教育气氛,使幼儿的才能得以充分施展。

3.按照幼儿的情绪特点组织教育

与成人一样,幼儿也能利用喜、怒、哀、乐等情绪表达他们的需要和愿望,调节他们与其他人的社会距离。情绪有积极和消极之分,积极的情绪能对幼儿机体的生命活动和正常的生长发育起促进作用;消极的情绪一方面是幼儿适应环境的一种必要的反应,另一方面也可使幼儿的心理活动失去平衡,造成神经系统功能性失调,导致各种疾病和问题行为。学前儿童的情绪特点表现在以下几个方面:

(1)情绪直接、纯真

幼儿的情绪表现比较简单,往往根据周围环境毫无遮掩地、自由公开地表达自己纯真的感受。教师要尽可能创设协调和谐的人际气氛,并借助优美的音乐,美好的图画,丰富的教学材料和活动等,使幼儿拥有安全感和满足感,经常体验积极的、良好的情绪。

(2)情绪波动大

幼儿的情绪反应稳定性较弱,经常会因为一点儿小事而产生情绪变化。教师要允许幼儿公开表达自己的感情,特别是出现了不良的情绪反应时,不应让幼儿强行自我压抑,甚至用体罚或变相体罚的方式压抑他们的情绪。不让幼儿的情绪通过正常的途径得以发泄,可能会导致幼儿身心失调,甚至出现其他问题行为。

(3)情绪缺乏自制

很多幼儿在遇到矛盾事件和心理冲突时,往往表现出强烈的不满情绪,如哭闹等。教师一方面要善于通过绘画、音乐或讲故事等方式来帮助幼儿宣泄内在的不良情绪,指导幼儿在出现情绪波动时能主动找伙伴倾吐自己的感受;另一方面要引导幼儿分析自己的行为,使幼儿明白自己产生情绪的原因,以帮助幼儿学会接受与控制自己的情绪。

(4)情绪需要教师激励

幼儿对教师有很强的依恋情感,渴望得到教师的赞赏和认可。教师必须坚持以表扬为主,不断激励幼儿产生积极情绪,要十分谨慎而客观地对待每一个幼儿,不能向外人揭露其短处,更不应该当众辱骂甚至体罚幼儿,这样很容易损伤他们的自尊心和自信心。对幼儿的表扬或奖励也应当合乎事实,既不夸大,也不缩小,使幼儿感到愉快,但又不产生骄傲情绪。教师还应多给予幼儿获取成功的机会,让他们在实践中体验成功的喜悦,以培养幼儿良好的自我意识。

4.按照幼儿的社会交往特点组织教育

幼儿的个性发展与社会化过程的实现都离不开社会交往。幼儿与同伴,特别是同龄人的交往不仅是他们不可缺少的生理需要,而且对于维持幼儿的心理健康具有很大的作用。一个善于与别人交往和相处的人,能将自己的思想、情感通过一定的方式向适当的对象表达,并能得到他人的理解、信任、接纳和尊重,心理容易平衡;同时,在社会交往过程中能获得知识和技能,逐步掌握符合社会要求的行为方式,并根据社会规范调节自己的行为。反之,则可能出现种种障碍,产生各种行为问题。可以说,很多人的异常心理,究其原因,都可以追溯到人际关系失调这一因素。因此,教师要善于按照幼儿的社会交往特点组织教育活动,并指导幼儿学习社会交往技能。幼儿的社会交往特点表现在以下几个方面:

（1）交往灵活多变

教师要关注那些在人际交往方面缺乏能力或自信心的幼儿，帮助很想与他人交往而不知怎样交往的幼儿跨出第一步，要鼓励善于交往的幼儿与胆怯的、退缩的或过分孤僻的幼儿一起活动、交朋友。当发现幼儿不肯与他人交往或相处时，要及时找出其中的原因，有针对性地进行辅导和干预。

（2）群体变化不定

幼儿的群体游戏规模较小，且相当松散，如果幼儿频繁地从一项活动转到另一项活动，教师不必在意。当幼儿兴趣十足地进行某项活动时，哪怕这项活动在成人眼里是毫无价值的，教师也不宜横加干涉，要让幼儿潜心去做，用心思考和解决问题。

（3）争吵随时可见

小朋友为了争抢玩具发生些小摩擦是正常的，教师不要过多干涉。尽可能让幼儿自己解决他们之间的分歧与冲突。只有在争吵出格时，教师再予以调解，引导幼儿遵守游戏规则或让争吵双方各自参与其他活动以分散他们的注意力。

（4）喜欢游戏活动

幼儿间的社会交往主要是通过游戏活动进行的，其中大多数情节来自他们自己的经验或影视中的故事。教师可以向幼儿提供一些合乎教学要求的故事情节，引导幼儿开展游戏；也可以有意识地安排一些活动，以鼓励缺乏交往技能或过分害羞的幼儿积极参加，帮助幼儿建立良好的同伴关系。

（5）具有性别意识

绝大多数幼儿园小朋友已有性别意识。一般而言，女孩依赖性较强，男孩独立性较强。教师要鼓励女孩有更多的成就意识，对男孩则要引导他们在社会交往中关心他人，虚心地学习他人的长处。这样做能帮助幼儿兼具两性良好的心理品质。

（二）家庭教育中的预防措施

幼儿的问题行为，往往来自问题家庭，与父母能否正确、有效地教育子女有关系。父母教育子女时应注意的事项有很多，但以下较重要的几点，教师务必通过家长会、家访等多种途径，指导家长掌握。

1. 父母应有的观念与态度

和睦温暖的美满家庭，使子女获得心灵上的安全感；父母对待子女要公正，管教子女态度要一致；父母对子女不可溺爱；父母对子女不能期望过高，过分控制；父母对子女应多鼓励,少责备,多暗示,少命令,不打骂,多引导;父母应多与子女一起游戏、共同活动,以了解子女的心理,并及时施教;父母不可欺骗子女。

2.父母应给子女充分的爱

幼年缺乏父母的爱是一生中最不幸的事,爱是需要培养的。幼儿在家庭中如果得不到爱和安全感,就会感觉到世界是冷酷的、不可靠的。当然,父母的爱不应是溺爱,而应蕴藏爱护、养育及教导,时时给子女以温暖,以满足其精神上的需要。

3.父母应关心子女的生活行为

首先,父母应注意子女的健康,因为幼儿正处于富有发展可能的时期,此时的健康基础最易建立,也最易摧毁。其次,父母应启发、教育、指导、训练子女的是非能力,确定行为标准,并逐渐养成良好的习惯。

4.父母应让子女感到生活丰富

对于幼儿发育成长有益的活动,父母应多带孩子参加,让他们在这些活动中调剂身心,观察体验,感受生活的丰富多彩。

5.父母教育子女应有耐心

有些父母对子女做事,常持不信任和不肯忍耐的态度,不让他们尝试,这样会使幼儿养成依赖、偷懒等不良习惯。若让幼儿运用自己的能力去做,失败了鼓励他再做,反而能使幼儿在成功时获得无法形容的快乐。

6.父母的教育应与幼儿园教育保持一致

父母要注重幼儿园教育,经常与教师保持联系。家庭教育和学校教育是一体两面、目的一致、相辅相成的。在教育措施上,家长和教师应该多接触、多联络,并且互相尊重对方的意见,针对孩子的优缺点,施以其所需的教育。

(三)教室及幼儿园环境中的预防措施

1.空间大小要适合幼儿活动的需要

空间对于幼儿的行为发展是非常重要的。有时,环境本身能引发或消除幼儿某种特定的行为。合适的活动空间不仅能预防问题行为的发生,还能促进幼儿亲社会行为的学习。具体而言,教师要对物理环境(主要是教室)进行合理的布置,安排好常规活动,制订合适的教学进度表。物理环境包括活动区的设计和划分、在教室中的行走线路、材料的选择和呈现等。教室的合理布置应包括两个要点:一是有利于培养幼儿之间积极的创造性互动;二是能给幼儿提供较安静和舒适的空间环境。

2.活动材料的投放要充足

教室里为幼儿提供的活动材料,要足够多,以避免幼儿发生争抢行为;既要符合幼儿身心发展特征,又要具有多样化的特点,以促进幼儿各个领域的发展。

3.合理安排教学进程与常规活动

教学进度表、各种常规活动的合理安排也可以预防问题行为的出现和发展。教学进度表应包括小组和大组活动、结构性和非结构性活动等。固定的教学进度表能使幼儿预见下步要发生的事情,并按照清晰的规则进行活动,获得固定的结果,有利于幼儿形成自我调节的能力。开展适合幼儿发展水平的有趣又有创造性的活动,既有利于幼儿的发展,也可以较好地防止问题行为的发生。

此外,教师还可以通过与幼儿的积极互动,促使幼儿积极行为的出现。对幼儿偶然出现的问题行为,教师应避免过多强调"问题",而是尽量对其行为中的积极部分给予鼓励和表扬。教师还应告诉幼儿做什么,而不是仅仅告诉他们不要做什么,为他们的积极行为提供参考。

第二节
乡村幼儿园常见的幼儿心理行为问题及应对

《国务院关于加强农村留守儿童关爱保护工作的意见》指出:农村劳动力外出务工为我国经济建设做出了积极贡献,对改善自身家庭经济状况起到了重要作用,客观上为子女的教育和成长创造了一定的物质基础和条件,但也导致部分儿童因与父母长期分离,缺乏亲情关爱和有效监护,出现心理健康问题甚至极端行为,遭受意外伤害甚至不法侵害。这些问题严重影响儿童健康成长,影响社会和谐稳定,各方高度关注,社会反响强烈。进一步加强农村留守儿童关爱保护工作,为广大农村留守儿童健康成长创造更好的环境,是一项重要而紧迫的任务。

一、幼儿行为问题的界定

(一)行为问题

行为问题又叫作问题行为,对它的界定目前还没有统一的认识,各个研究者从不同的研究角度提出了众多解释。尽管国内外学者对行为问题的界定有差异,但基本上可以确定的是行为问题有三层含义:第一,对自己和他人产生不利影响;第二,因不符合社会期望而不被人们所接受;第三,或轻度或重度偏离同龄人的正常行为。

(二)问题幼儿

行为问题主要是指在幼儿发展过程中出现的暂时性偏常行为。需要注意的是,正常幼儿也可能在某一时刻出现行为问题,不能把出现行为问题的幼儿叫作问题幼儿,只有行为问题严重且很难改变的幼儿才是问题幼儿。问题幼儿是指生理、心理发展异常,品德、行为上有严重缺陷的幼儿。这类幼儿有系列生理、心理症状,往往不能与他人正常交往,不遵守社会公认的正常幼儿的社会规范,在处理事情、学习等方面与正常幼儿有着显著差别。

(三)幼儿行为问题的特点

幼儿的行为问题是让教师和父母都感到头痛的问题,但是幼儿的行为是否已成问题,常常会因教师和家长的主观解释不同而有较大的差异。比如有些教师会轻易地给幼儿的行为贴标签,戴上“问题”的帽子,而有些家长却为孩子的问题行为做有意或无意的辩护、掩饰,最终导致正常行为变成问题行为,或问题行为变得更加严重。

行为问题首先是一种偏离常态的行为。因此,一般认为,幼儿的行为问题具有三个基本的表现特点。

1.良好行为不足

良好行为不足是指人们所期望的行为很少发生或从不发生。如幼儿很少讲话,不愿和他人接触、交往,不会自己穿衣服或吃饭等,这些都是良好行为不足的表现。

2.行为过度

行为过度是指某一类行为太频繁。如幼儿上课时经常注意力不集中、做小动作,一天要洗许多次手,经常吮吸手指、咬手指甲等,都是行为过度的表现。

3.行为不适当

行为不适当是指期望的行为在不适宜的情景中发生,但在适宜的条件下却不发生。如幼儿将玩具放在垃圾堆里,或在难过的时候大笑、在欢乐的时候却大哭等。

二、乡村幼儿常见的行为问题及其成因

本部分重点分析9种乡村幼儿常见的行为问题及其成因。

(一)攻击行为

1.攻击行为的定义

攻击行为在幼儿心理成长发育过程中有较高的发生频率,是一种常见的行为。造成幼儿攻击行为的因素有很多,例如性别、年龄、家庭、学校环境、社会环境等。

学前儿童攻击行为常表现为打人、骂人、推人、踢人、抢别人的东西(或玩具)等。儿童的攻击行为一般在3—6岁出现第一个高峰,10—11岁出现第二个高峰。总体来说,攻击方式可分为暴力攻击和语言攻击两大类,男孩以暴力攻击居多,女孩以语言攻击居多。

幼儿攻击行为及应对策略讲解视频

案例4-1

洋洋

中班的洋洋长得很壮实,虎头虎脑的,比一般的小朋友活泼好动,非常顽皮。可是,班上的小朋友们却不喜欢跟他玩。因为洋洋经常因小事追打班上的小朋友,幼儿园的孩子都打不过他。虽然老师和家长经常批评他,但他口头答应不再打人后,一会儿憋不住劲又去打人,有些被攻击的小朋友甚至不想来幼儿园,其他家长的意见也很大。

分析

洋洋的行为明显带有攻击性,给他人和自己带来了麻烦。一方面,攻击行为较强的幼儿影响正常的教学秩序,老师需要花很多时间来解决因此而产生的矛盾,故很多老师对这样的孩子感到头疼;另一方面,在幼儿园受到攻击行为影响的幼儿,有时会产生恐惧心理,甚至不愿上幼儿园。更要引起人们重视的是,如果对幼儿的攻击行为不及时加以干预和矫治,这种孩子长大后很容易走上犯罪的道路。

2.幼儿攻击行为的成因

（1）父母的惩罚

研究发现,攻击型幼儿平时受到的父母的惩罚要比其他幼儿多。很多家长认为,惩罚可以制止幼儿的攻击行为。其实恰恰相反,对于攻击型幼儿,惩罚不能抑制他们的攻击行为,反而会加重他们的攻击行为。

社会学习理论认为,幼儿的攻击行为主要是通过两条途径获得的:一是观察学习;二是直接学习。其中,观察学习是最主要的途径。也就是说,幼儿是在各种社会情境中,通过观察他人的行为和行为后果所受的强化,间接地习得攻击行为的。

（2）强化

在幼儿出现攻击行为时,教师要加以制止,不能听之任之或不适当地鼓励,否则会强化幼儿的攻击行为。所以在幼儿园里,教师一定要及时制止或有效地控制幼儿的攻击行为。

（3）挫折

攻击行为产生的直接原因主要是挫折。当成人强制幼儿遵守某些日常规则,或者要求他们中止某些感兴趣的活动的时候,他们会因发脾气而产生攻击行为。当一个幼儿兴致正浓地做着某一件事情时,若受到其他伙伴的干扰、破坏,就会因愤怒而产生攻击行为。一个受挫折的幼儿比一个心满意足的幼儿更具有攻击性。心理学家多拉德认为:挫折是一切侵犯行为的源泉。所以,教师和家长应该尽量避免让幼儿经常面对挫折。

（4）认知的偏差

幼儿攻击行为的发生主要依赖于具体情境和幼儿的认知水平。认知行为理论认为,某些具有攻击行为的幼儿可能缺乏社会信息的处理能力,或者对社会信息的解释出现了偏差。高攻击性的幼儿在社会交往中,倾向带着敌意的眼光去解释伙伴的行为和意向,存在着归因偏差。

（二）多动行为

1.多动行为的定义

多动行为是学前时期幼儿的一种常见的问题行为,表现为注意缺陷、多动和冲动,可导致明显的功能损害,如伙伴关系不良、社会能力低下、学习成绩差、自尊心低、性格抑郁、警觉性低等。

案例4-2

明明

　　4岁的明明几乎在任何时候都不能集中注意力,上课经常不经允许就离开座位,或者在座位上和其他小朋友说话、打闹。由于他经常在上课时打扰其他小朋友,并且无法耐心地排队等候游戏,因此他和其他小朋友相处得很不好。

分析

　　活泼好动本是幼儿的天性,但明明的行为显得活动过度且具有扰乱性质。这种注意力不集中、多动,甚至带有冲动性的问题行为,在幼儿身上比较常见,如果不及早加以干预和矫治,可能发展成幼儿多动症。

　　幼儿有多动行为不等于就患了多动症。具体地讲,多动行为与多动症的主要区别如下:

　　(1)注意力与兴趣的关系

　　患多动症的幼儿无兴趣爱好,无论何时何地,不能较长时间集中注意力,具有注意力缺损症状。而有多动行为的幼儿在做自己喜欢做的事时,能专心致志地去做,并讨厌别人的干涉和影响;在上课及做功课时表现出不安宁,主要是因为对学习缺乏兴趣。

　　(2)行动的目的性、计划性及系统性

　　具有多动行为的幼儿,其行动常具有一定目的,并有计划及安排。患多动症的幼儿,其行动常是冲动的、杂乱的和有始无终的。

　　(3)自制能力

　　具有多动行为的幼儿在严肃的、陌生的环境中,有自我控制能力,不再胡乱吵闹。患多动症的幼儿却无此能力。

拓展学习4-1

注意力缺陷与多动障碍(幼儿多动症)诊断标准①

1.注意力缺陷诊断标准

①学习时容易分心,听见任何外界声音都要去探望。

②上课很不专心,常东张西望或发呆。

③做作业拖拉,边做边玩,作业又脏又乱,常少做或做错。

④不注意细节,在做作业或其他活动中常常出现粗心大意的错误。

⑤丢失或特别不爱惜东西。

⑥难以始终遵守指令完成家庭作业或家务劳动等。

⑦做事难以持久,常常一件事没做完又去干别的事。

⑧与他说话时,常常心不在焉、似听非听。

⑨在日常活动中常常丢三落四。

2.多动障碍诊断标准

①需要静坐的场合难以静坐或在座位上扭来扭去。

②上课时常做小动作,或玩东西,或与同学讲悄悄话。

③话多,好插嘴,别人问话未完就抢着回答。

④十分吵闹,不能安静地玩耍。

⑤难以遵守集体活动的秩序和纪律,如游戏时抢着上场,不能等待。

⑥干预他人的活动。

⑦好与小朋友打斗,易与同学发生纠纷,不受同伴欢迎。

⑧容易兴奋和冲动,有一些过火行为。

⑨在不适当的场合奔跑或登高爬梯,好冒险,易出事故。

2.幼儿多动行为的成因

①遗传因素。研究表明,多动症具有家族聚集现象。

②幼儿的母亲在怀孕时出现过宫内感染、缺氧,或者幼儿在出生时发生过窒息等,有可能对幼儿造成轻微脑损伤。

③剖腹产的幼儿容易出现多动行为,出生后营养过度也会导致多动行为。

---

① 转引自:华炜.学前儿童心理健康教育.北京:中国人民大学出版社,2015:178.

④父母关系不好、幼儿学习困难或学习压力过大等都会减弱脑的调节功能,使多动行为发生和持续。

⑤成人对幼儿的不良教育方法也可能诱发和促使幼儿多动行为的出现。

⑥环境污染。研究发现,几乎一半以上的多动幼儿血液中含铅量较高,工业污染、使用含铅的玩具或餐具等都可能使幼儿体内铅蓄量过大,引起多动行为,甚至患多动症。

(三)破坏行为

1.破坏行为的定义

破坏行为是指经常故意损坏家里、学校或邻居的物品(如沙发、教具等),或故意搞脏别人晾晒的衣服、床单等,并以损坏他人的财物为乐的行为。但不是所有损坏财物的行为都是破坏行为。有些幼儿的行为从表面上看是破坏性的,但其目的是想探究和认识事物。如有的幼儿把闹钟拆开,是想了解闹钟为什么会响;有的幼儿把彩色的玻璃镜砸碎,是想看看玻璃镜里面有没有花等。因此,根据幼儿破坏行为的意图,可分为无意破坏行为和有意破坏行为两类。

(1)无意破坏行为

无意破坏行为是指无破坏性动机的破坏,主要出现在年龄小的幼儿身上。例如,递给幼儿一件新玩具,他刚接过去就把手一松,玩具啪的一声掉在地上摔坏了。这个时期的幼儿由于反应协调机能还很弱,注意力不易集中,所以他们的"破坏行为"主要是由生理原因造成的。对于幼儿的无意破坏,可通过一些生理和心理训练来解决。例如,用不易摔坏的木制玩具教幼儿分别做单手、双手抓握动作,以训练上肢肌肉的力量;用玩具琴让幼儿弹拨,用铅笔或彩笔让幼儿画、涂、写,以训练手指动作的灵活性和准确性;用塑料杯、碗盛水,让幼儿捧着慢慢行走,要求水不洒出来,以训练注意力和动作的协调能力。实验证明,经过一段时间的训练,幼儿的无意破坏行为会大大减少。

(2)有意破坏行为

有意破坏行为是指带有动机的主观性破坏。例如,故意干扰别的幼儿的活动;因情感上的困扰或焦虑而引起的发泄性破坏;因任性、发脾气而产生的破坏;由报复性心理而产生的破坏;为吸引成人注意力而产生的故意性破坏;等等。幼儿的有意破坏行为需要矫正,教师和家长应高度重视,以免形成习惯,影响良好品德的形成。

案例4-3

阳阳

嗞啦一声,金老师循声望去,只见3岁的阳阳手中拿着一张撕下来的书页。金老师奔向阳阳,从他手里拿过了书,看着那张被撕下来的纸。她靠着阳阳坐了下来,告诉他不要再撕书了,并且向他解释为什么不能撕。阳阳听了老师的话,点了点头。金老师并不抱什么希望,因为这已经是阳阳撕的第三本书了。上周,园长和阳阳的家长谈过,要求他们承担更换图书的费用。阳阳的家长告诉金老师,他们好好地惩罚了阳阳一顿。但阳阳撕书的行为并未停止。

分析

阳阳撕书行为出现的原因,可能是没有人教他应该小心地对待书本;或者,他缺乏足够的身体协调性,不能做到翻动书页而不损坏它;还有可能是撕书可以引起老师的关注。不管哪种原因,这种破坏性行为都需要教师和家长认真对待,以免幼儿养成不良的品德行为。

2.幼儿破坏行为的成因

对于幼儿在活动中出现的破坏行为,教师和家长不能一味地指责幼儿或者视而不见,而要用探究的眼光去看待,去寻找他们行为背后的原因,切忌想当然地主观臆断后就对幼儿进行批评教育,这样对幼儿是不公平的。

(1)因不良情绪而引起的破坏行为

幼儿在活动之前有不愉快的情感体验而又不知道如何进行适当表达时,就有可能以一种破坏行为作为不良情绪的突破口。例如,幼儿在活动中将"娃娃家"的娃娃的辫子扯掉了,其原因可能是早上爸爸妈妈的吵架造成了幼儿情绪上的波动。

挫折感容易诱发幼儿的破坏行为。当幼儿手中的工作远远超过了他的实际能力,多次尝试失败后的挫折感往往会激怒幼儿,为了发泄情绪,幼儿就会做出一些破坏行为。例如,幼儿一开始对拼图兴趣浓厚,一块块地试拼,可是拼了好久之后还没有成功,就会故意将拼图撒落一地。

(2)因好奇、探索而做出的破坏行为

幼儿在强烈的好奇心驱使下会做出超乎寻常的探索行为。为了验证自己的想法或进行自己的游戏,幼儿会进行一些自己认为理所当然的活动,教师对此应该给予适当的鼓励和帮助。幼儿破坏玩具只是因为他想知道这些漂亮、好玩的东西到底是怎么做成的,换句话说,他其实是想了解玩具里面到底有什么。幼儿的这种破坏行为,正是其智力一步步发展的结果。

随着能力的提高,幼儿会做出越来越多的破坏行为。幼儿快2岁时,好奇心开始逐渐增强,喜欢东摸摸、西看看。但是,由于他们的动手能力和手眼协调能力还比较差,对各种物品的性能也不是很了解,所以难免会破坏一些东西(有时可能是家长十分喜欢的东西),这时需要家长的谅解和对幼儿进行适当的引导。

(3)因病理性原因而做出的破坏行为

患多动症的幼儿,因为总是难以集中注意力,容易受外界影响,在家里或在幼儿园,他们总是动来动去,做事缺乏思考,没有耐心,而且随心所欲地捣乱甚至破坏东西。

(4)因家庭教育不当而引发的破坏行为

父母由于各方面的压力,常常会控制不住自己的情绪而在幼儿面前发脾气,如心情不好时乱扔东西、说脏话等,这也会引发幼儿的破坏行为。

(四)饮食问题行为

1.饮食问题行为的定义

饮食问题行为是指饮食方面所出现的偏食、厌食、贪食等问题行为。无论是哪一种饮食问题行为,都会给幼儿的生长发育带来负面影响。因为幼儿出现偏食或厌食行为,会导致营养不良、生长过慢;幼儿出现贪食行为,会导致营养过剩、过度肥胖,影响身体运动功能的正常发育。

案例4-4

灿灿

4岁的灿灿上幼儿园中班,因为父母在外地工作,灿灿一直和爷爷奶奶一起生活。灿灿不爱吃饭,挑食很严重,喜欢去村里的小卖部买零食吃,经常买薯片、小饼干、巧克力等零食。爷爷奶奶很宠爱这个小孙女,她要什么就买给她。

2.幼儿饮食问题行为的成因

(1)偏食

偏食是目前幼儿饮食障碍中的典型行为,具有一定的普遍性。这种不良习惯的形成不仅有生理的原因,而且与心理因素关系密切,特别是与家长的抚养方式有直接的关系。有些家长为了迎合孩子的胃口,尽量满足孩子的要求,剥夺了他们尝试各种食物的机会,造成偏食;有的孩子有逆反心理,对家长做的饭菜表示抗拒,如故意不吃或打翻菜碗,而家长因为担心孩子营养不良,就百般讨好,任由其挑食;还有一些幼儿由于缺乏家长的关心,故意通过偏食来引起家长的注意,这是一种心理自卫机制。

(2)厌食

幼儿厌食主要是指神经性厌食。神经性厌食是指由于失去母爱、受到惊吓、生活环境突然改变或家长教养方式不当等引起的不愿进食的行为。这种由心理因素引起的饮食问题主要表现为对食物不感兴趣,吃得很少,经常回避或拒绝进食,如果强迫喂食则会引起呕吐。幼儿不好好吃饭,会导致体重骤减、面黄肌瘦,还会出现贫血、低血糖、体温下降、脉搏减缓等症状。

研究发现,幼儿的厌食问题常出现在以下类型的家庭中:父母离异、生病、死亡;家长过分关注体重和相貌;母亲不接受自己的形象和家庭角色;幼儿对家长过分依赖,与家长关系过于亲密;父母对幼儿的期望过高,幼儿期望得到更多的关注。幼儿的人格特征也是影响进食行为的因素之一,如完美主义、自卑、虚荣、注重外貌和体型、爱幻想等。年龄越大的幼儿,性格因素的作用就越大。

除此之外,家长对幼儿的不当教养方式也是造成幼儿厌食的重要因素。心理学家研究发现,幼儿进餐时的气氛往往会影响他们的食欲,气氛愉快则食欲好,气氛不佳则食欲不振。

另外一个原因是食物品种过于单调。有些妈妈担心孩子消化吸收不好,总给孩子吃几种常吃的"安全"食品,使孩子产生了厌恶情绪。因此,家长给孩子做饭时要注意,菜的烹调方式不要一成不变,应尽量混合多种食物,口味以清淡为主。

(3)贪食

贪食从表面上看就是幼儿喜欢多吃,哪怕已经吃得很饱了,也要继续吃。贪食有两大不良后果,一是食物过多,肠胃消化不了,导致消化系统疾病;二是营养过剩,引发幼儿的肥胖症。

幼儿贪食的主要原因有以下几种:一是溺爱。在许多情况下,孩子的贪食是由家长的溺爱造成的。家长经常为孩子提供过多食物,会使孩子在被动地吃的过程中获得被疼爱的心理满足,从而对食物产生更大的需求。家长常以食物作为奖品,时间一长,孩子就会贪食。二是需求不足。孩子的生理需求是多方面的,当某种需求无法得到满足时,便会用吃食物来取代,进而产生贪食。三是安全代偿。如孩子被父母打骂或被小朋友欺负时,只要对方拿出几块糖来,孩子便会立即停止哭闹,糖使孩子暂时忘记了刚才的不安全感。四是情感代偿。非独生子女在缺乏爱的情况下,会用多食来满足情感需求。五是挫折反应。当幼儿的高级心理需求没得到满足时,就容易回归到对食物的需求上。有时幼儿受挫折后,往往不会把攻击的矛头直接指向构成挫折的事物,而是去多吃食物来发泄心中的不满。

(五)吮吸手指行为

1.吮吸手指行为的定义

吮吸手指行为是指幼儿将手指放入口中进行吮吸的习惯性行为。吮吸手指通常是幼儿从婴儿早期就开始形成的习惯。实际上,在母亲子宫里的胎儿就已经开始吸手指了。随着幼儿年龄的增长,到了2岁以后,这一行为会逐渐消失。如果幼儿在幼儿期仍保留着吮吸手指的习惯,则应视为一种问题行为。

幼儿吮吸手指会产生许多不利的影响。例如,会引起同伴的嘲笑,致使幼儿产生胆怯、紧张、自卑等心理问题;会将手指上的细菌、病毒、寄生虫卵等通过口腔带入体内,引起肠炎、肠道寄生虫等疾病;会导致手指肿胀、脱皮、发炎甚至变形等;会引起下颌部发育不良,导致牙齿排列不整齐,影响面部美观。

案例4-5

兰兰

5岁的兰兰,父母在外地打工,他们一年只回来一次,兰兰跟着爷爷奶奶生活。爷爷奶奶忙于劳作,很少陪伴兰兰。兰兰时常想念父母,当她想念父母时就会不自觉地吮吸手指,而后越来越严重,在幼儿园也频繁出现吮吸手指的行为。食指上的指甲都被咬掉了一部分。

分析

对于较小的婴儿来说,吮吸手指是一种常见的行为,属于正常现象。但像兰兰这种年纪的幼儿还吮吸手指,就会给自身的成长带来许多不利的影响,是一种问题行为。

2.幼儿吮吸手指行为的成因

（1）教养方式不当

第一，家长的教养观念不正确。家长对幼儿的成长抱着"树大自然直"的态度，对幼儿不良行为的忽视在一定程度上强化了幼儿吮吸手指的行为。第二，家长的教养行为不当。首先，家长忽视幼儿口唇期的需要。弗洛伊德曾提出，对于0—1岁的幼儿而言，饮食、吮吸等口唇需要成为支配其行为的主导性力量，口腔的经验成为幼儿最基本的快乐源。研究表明，口唇期若没有得到良好的发展，长大后面对压力、挫折时，人会重返口唇期。此外，从小缺乏母爱的幼儿，因为缺乏安全感很容易形成以吮吸手指来自我安慰或自我娱乐的习惯。其次，家长教育方法粗暴会导致幼儿因紧张、焦虑而吮吸手指。

（2）压力过大

若家长要求过高，情绪变幻莫测，幼儿无法预料其下一步会说什么或做什么，这会让幼儿因焦虑而不自觉地吮吸手指，久而久之会养成吮吸手指的不良习惯。此外，生活节奏的改变，如在入托、入学时，有些幼儿会因紧张而吮吸手指。

（六）退缩行为

1.退缩行为的定义

幼儿的退缩行为是指在日常生活中，幼儿不主动与同伴交往，沉默寡言，宁愿一个人玩，也不愿与小朋友们一起玩耍，在陌生的环境中表现出怕、怯，常独来独往。

依据退缩行为的功能，可将退缩行为划分为社会退缩和言语退缩。

（1）社会退缩

社会退缩主要有行为描述和社会测量两种定义类型。从行为描述的角度，社会退缩被界定为交往频次低的独处行为；从社会测量的角度，社会退缩则被视为低水平的同伴接受（称为被忽视儿）或高水平的同伴拒绝（称为被拒绝儿）。有学者对这两种界定方法的相关性进行研究，发现它

社会退缩及应对策略讲解视频

们并不相关，社会测量中的被忽视儿和被拒绝儿并不等于社会退缩幼儿。之后，人们更多地采用行为描述的方法来界定社会退缩。

（2）言语退缩

言语退缩是指在一些幼儿的言语中存在"退缩性现象"，主要表现就是"怯说"，即不爱或不敢说话。言语退缩所反映出来的胆怯、沉默，直接影响幼儿的学业、交往以及自身的发展。

按退缩行为的表现,可将退缩行为划分为抑制退缩、安静退缩和活跃退缩。

①抑制退缩。所谓抑制退缩,是指幼儿的无所事事和观望行为,反映了幼儿气质上的羞怯、抑制,既希望接近同伴,又害怕接近同伴的动机冲突。

②安静退缩。所谓安静退缩,是指幼儿的单独进行安静的探索或建构性游戏,反映了幼儿对物比对人更感兴趣,不存在内心的动机冲突和焦虑情绪。

③活跃退缩。所谓活跃退缩,是指幼儿独自一人进行喧闹的身体动作游戏、装扮游戏,反映了幼儿冲动、活跃的特征。

案例4-6

诺诺

诺诺是个很安静的小女孩,初到幼儿园时长得瘦小,饭量很小。她从来不与别的小朋友相处,胆子特别小,也不大声说话。老师给她安排座位她不坐,给她玩具她不要,边哭边抱着自己的小书包,独自一人站在教室的角落里。有次去外面表演,她围着老师一直转,乱比划,后来才知道她想上厕所。直到一个月后,她才勉强与小朋友坐在一起,但很少讲话,显得格格不入。

分析

很明显,诺诺不能很好地适应新的人际环境,表现出一种退缩行为。这种退缩行为会阻碍幼儿对外界环境的探索,影响其社会化发展,不利于其认知能力、交往能力、言语能力的提高。因此,家长和教师要重视预防和减少幼儿的退缩行为,帮助他们更好地从"自然人"过渡到"社会人"。

2.幼儿退缩行为的成因

幼儿退缩行为产生的原因是多方面的,如父母教养方式不当、家庭关系不正常、幼儿缺乏与同伴的联系,也有幼儿先天素质、后天的性格和身体状况不佳等因素。

(1)教养方式不当,过分严厉或溺爱

管教过严是造成幼儿退缩行为的主要原因。调查表明,有退缩行为的幼儿家庭中,长辈对幼儿管教过严的占74.07%,而对幼儿正常管教的只占38.80%,差异非常显著。而过分保护和溺爱,会限制幼儿的必要活动及他们与同龄人的交往,也会造成幼儿的退缩行为。一些幼儿在家中受到过分的保护与溺爱,他们的一切需要(合理的或不合理的)总会得到及时满足,幼儿养成了有求必应、以自我为中心的习惯。他们一且进入幼儿园,许多需要不能得到满足时,就会逐渐产生退缩行为。另外,在集体中还必须遵守纪律、规则等,老师和其他幼儿不会处处让着他、以他为中心,于是他就会觉得受到了莫大的委屈,内心会产生一种强烈的挫折感,导致情绪低落,极力想逃回自己温暖的家,重新获得安全感。

此外,有些家长不了解幼儿的心理特点,常常以自己的标准去评价幼儿的某些行为。例如,幼儿觉得一件玩具挺好玩,于是拆开看看里面有什么,而家长则把这种行为看作破坏行为,一顿批评;幼儿想做好事,打扫卫生时不小心打碎了东西,家长不分青红皂白,又是一顿指责。这样不仅极大地挫伤了幼儿的求知欲望,更让他觉得自己不如别人,从而产生强烈的自卑心理,做事缩头缩脚,不敢想,不敢干,从而产生退缩行为。

（2）缺乏与同伴的联系

国内许多学者认为,早期与同伴隔绝的儿童存在着后来调整问题的危机。缺乏与同伴的联系是导致幼儿退缩行为的重要原因。有些父母出于保护幼儿的目的,怕他受外人欺负、怕他学坏等,从而限制幼儿与同龄幼儿交往,这样会使幼儿失去处理生活中各种事情的机会,失去学习和锻炼与他人相处技巧的机会。这种幼儿一旦进入陌生环境和集体生活,就会由于不能或不会与其他人合作而遭受其他幼儿的责备与冷落,从而情绪低落,渐渐地厌恶和害怕集体生活,不愿与人交往。

（3）家庭关系和气氛不正常

父母感情不和、对幼儿的态度不一致等不正常的家庭气氛,也是幼儿产生退缩行为的原因之一。父母感情不和,会使幼儿常常处于紧张、惊恐、孤立无助的状态,幼儿没有安全感,享受不到家庭的温暖,从而对成人产生不信任感。父母对幼儿的态度不一致,一个严厉、一个放任,一个宠爱、一个粗暴;或者父母高兴时对幼儿宠爱有加,焦虑时无故责骂,都会使幼儿无所适从,处于紧张、焦虑、惊恐的状态,迫使幼儿采取退缩、逃避的方式来保护自己,以适应环境。

（4）个人素质因素

心理学家的研究表明,有退缩行为的幼儿大多内向孤僻,还有一些是天生适应能力较弱、在新环境中感到拘谨,不愿接触人,即使教师引导、帮助他们去适应,也很难奏效。这类幼儿一般不喜欢活动,对新鲜事物和陌生人缺乏兴趣和热情。还有的幼儿因为身体虚弱,与同伴游戏、活动、学习时特别容易疲劳、烦躁不安。他们看到同伴可以尽情地干自己的事,而自己却不能,或反复遭遇失败和拒绝,便会产生自己不如别人的自卑心理,进而不愿或害怕参加集体活动,特别是竞争性强的活动。

(七)说谎行为

每个幼儿都有说谎的时候,他们说谎的原因多种多样,不同种类的谎言,性质也不相同。有学者分析了幼儿的700个谎言,其中67%是由于畏惧惩罚和害怕被嘲笑,16%与幼儿缺乏正确的想象、夸张和表达有关,而故意说谎的不到20%。所以,要帮助说谎的幼儿,首先要了解他们说谎的原因与性质,再做区别对待。

1.说谎行为的定义

说谎是一种以欺骗他人为目的,心口不一致的表达方式。说谎不仅是一种心理问题,也是一种不道德的行为。

幼儿说谎具有一定的普遍性,但从幼儿心理发展的角度来看,幼儿的说谎行为又不仅仅是一个简单的道德问题,还有许多更复杂的原因。比如4岁左右的幼儿,会编造一些偏离事实的话题或故事,这是由于幼儿想象力有了初步发展但又不能将想象与事实区分开来,因而常常把各种生活经验与童话中的描述杂乱地编造在一起。另外,幼儿在遭遇困难或处境难堪时也会说一句小小的谎话来掩饰自己,这不足为奇。但幼儿如果经常撒谎,屡教不改,就容易形成人格偏差。

幼儿心理学家研究发现,几乎所有的幼儿都会"说谎",但幼儿说谎并不一定都是不诚实的品质问题。幼儿说谎的原因有很多,家长要分析幼儿说谎的心态和动机,针对不同情况采取不同措施。说谎包括:想象型说谎、取乐型说谎、虚荣型说谎、模仿型说谎、侠义型说谎、被迫型说谎。

案例4-7

牛牛

6岁的牛牛上大班了,但他总爱说谎,家长和老师都很担忧。牛牛进入幼儿园后,看到别的小朋友屡屡受老师表扬,他渐渐用假话、大话来表现自己。回到家里,跟家长说自己在幼儿园受到多次表扬,小朋友可喜欢他了。后来与老师沟通后,家长才发现牛牛一直在撒谎,于是爸爸很生气地揍了牛牛一顿,但他并未因此而停止说谎行为。

2.幼儿说谎行为的成因

幼儿说谎的原因,可从无意说谎和有意说谎这两个方面进行分析。

(1)无意说谎

无意说谎是指幼儿分不清自己的想象与现实之间的界线,企图用言语描述某种幻想的东西。幼儿会把自己想象的东西当作事实加以描绘,形成无特殊目的的谎言,这种谎言实际上是幼儿想象的反映。无意说谎的原因有以下几点:

①满足愿望的心理。

幼儿有时会把幻想、愿望与现实混在一起。他们为了满足某种心理需要,常常无意识和不自觉地"说谎",这与品德行为无关。如某幼儿园在进行主题活动"好吃的水果"时,老师展示了许多水果图片,并绘声绘色地告诉小朋友们吃这些水果的感觉,然后又介绍了海南的一些水果。这时,一个儿童打断了老师的话,说她也去过海南(后经了解没有去过),还将她的感受讲得非常仔细。面对这种"美丽的谎言",教师不能简单地责备,而应给予正确的引导。

②理解性心理错觉。

幼儿常因认识不足和理解错误而产生心理错觉,用想象的情节代替记忆不确切的情节,于是便出现了"说谎"现象。例如,有个小朋友在幼儿园里做了错事,老师教育说:"你做错事是不对的,但改了也同样是好孩子。"小朋友听到"好孩子"这样的词语,就把它当成"表扬",回家高兴地对爸爸妈妈说:"老师今天表扬我了,说我是好孩子!"这是由于幼儿缺乏经验而产生理解性心理错觉。有时,幼儿不理解某些概念的真正内涵,往往不自觉地"说谎"。对于这类因认识不足或理解性心理错觉而产生的"说谎"现象,教师应采用适当的方法让幼儿明白,帮助他们真正理解有关概念。

③自信心的萌动。

幼儿由于理解问题的简单化和不善于分辨想象与现实,往往说大话、夸海口。例如,在拍皮球时,老师问:"咱们班谁会拍皮球?"结果全班幼儿都争着举手说:"我会拍皮球!"这是幼儿自信心的萌动,老师切不可将此视为"说谎"或"吹牛",对幼儿的积极性应当加以保护。当然,不能让幼儿的这种自信心只停留在一种幼稚可笑、盲目幻想的低水平上,而应在注意保护、鼓励的同时,给予积极引导,让幼儿逐步学会客观地看待自己所想、所说与现实的差距。

(2)有意说谎

有意说谎通常带有明显的欺骗目的。当幼儿知道一旦讲出事实真相就要受到惩罚时,就可能用谎言来掩盖事实。或者,当幼儿意识到不隐瞒事实将得不到社会承认或家长表扬时,也会说谎。有意说谎容易变成一种习惯行为。这类说谎虽不能说是品行坏,但多少反映了幼儿品德发展中存在的问题。对于这类说谎,教师应当给予足够重视。有意说谎的原因有以下几点:取悦家长,满足虚荣心,逃避惩罚。

研究发现,幼儿的说谎行为与家庭气氛也有密切关系。生活在气氛融洽、和睦、愉快的家庭中的幼儿,说谎行为比生活在对抗、紧张、父母不和或离异家庭中的幼儿少得多。

(八)分离焦虑

小班的幼儿离开温暖熟悉的家庭进入幼儿园,开始认识新的老师、接触新的朋友、适应新的环境。幼儿独自面对幼儿园这个新环境时会出现焦虑情绪,为缓解小班幼儿的焦虑情绪,家长和教师会在小班幼儿正式入园的前后阶段采取有效的措施,以保证幼儿园的工作顺利开展①。

1.分离焦虑的定义

分离焦虑是一种因为无法与依附的对象(或家)分离,而表现出高于其年龄所应有的过度焦虑、害怕等痛苦之情绪行为。主要表现为:在每天早上入园时抱着家长哭闹,不吃不喝一直哭,默默地坐在教室的角落,拒绝参加任何教育教学活动,寸步不离地跟在老师身边,不断地寻找安慰,跟老师说要找妈妈,等等。

> **案例4-8**
>
> ### 扬扬
>
> 　　扬扬,男,3岁,活泼、可爱,一直由妈妈带,且很宠爱他。1个月前因为妈妈要上班了,所以只得把扬扬送入幼儿园。从入托的第1天起,扬扬就哭闹不停,紧紧拉着妈妈的衣服不放,不让妈妈走。在幼儿园里不肯吃饭、不肯午睡,甚至不肯喝水。整天哭着吵着要妈妈,老师怎么哄劝都没有效果。下午的时候,他常常站在幼儿园的门口等妈妈,不和其他小朋友一起玩。回到家里,总是跟着妈妈,害怕妈妈又离开他。晚上睡着后,还常常惊叫"妈妈"。

---

① 孙宏晶.小班幼儿焦虑情绪的表现特点及家园应对策略研究.大连:辽宁师范大学,2021:3.

2.分离焦虑的成因

(1)遗传因素

患焦虑症父母的子女,焦虑症的发生率明显高于正常父母的子女。单卵双生子焦虑症的同病儿童分离性焦虑率可达 50%。这说明本症与遗传有关。

(2)亲子依恋

孩子平时一直与母亲待在一起,不与外界接触,而母亲对孩子过于珍爱、过分保护,使孩子养成胆小、害羞、依赖性强、不能适应外界环境的个性弱点。一旦与母亲分离,就容易出现分离焦虑。

(3)生活事件影响

常见的生活事件有与父母突然分离、在幼儿园受到挫折等。

(九)睡眠问题行为

合理睡眠,对幼儿的生长发育很重要。合理、充足的睡眠,会让幼儿心情愉快、精神饱满。如果睡眠不合理或欠充足,幼儿会精神萎靡不振或神经兴奋过度,容易诱发吵闹、哭泣等不良情绪行为。所以,要认真对待幼儿不良的睡眠行为,积极思考对策加以应对。

1.睡眠问题行为的定义

幼儿睡眠问题行为是由睡眠时间不足及一系列相关症状构成的。相关症状包括打鼾、张口呼吸、多汗、肢体抽动、磨牙、说梦话、梦游、遗尿等。睡眠是大脑皮质的抑制过程,对神经系统起保护作用。但有的幼儿每天晚上或迟迟不能入睡,或只睡一会儿便醒来不再入睡,甚至哭闹、夜惊、梦游等,让家长十分苦恼。幼儿睡眠问题行为的表现为:入睡困难、夜惊、打鼾等。

案例4-9

佳佳

佳佳是个可爱的小女孩,圆圆的脸,还有两个小酒窝。4岁的佳佳近来睡觉睡到半夜时,容易惊醒,又哭又闹,之后再难入睡。经过了解,佳佳最近跟奶奶一起看了一部跟鬼有关的故事片,看的过程中,奶奶不经意说了一句,不听话的话,晚上就会有小鬼来抓她。没多久,佳佳就出现了夜间容易惊醒的情况。

2.幼儿睡眠问题行为的成因

受惊和紧张不安是主要的精神因素。鼻咽部疾病导致睡眠时呼吸不畅,以及肠道寄生虫病是导致夜惊的常见原因。家庭遗传史。家族中有睡眠问题基因,也会遗传给幼儿。有的幼儿因为大脑皮质抑制功能减退,白天过于兴奋,或紧张、不安等不良情绪得不到缓解,也容易引起梦游。

三、幼儿问题行为的矫正

幼儿的问题行为是需要加以矫正的。对于乡村幼儿常见的问题行为可以采用惩罚法、消退法、前提控制法、系统脱敏法等。

(一)惩罚法

1.惩罚法的定义

惩罚法是指幼儿在一定情境或刺激下产生某一不良行为后,及时使之承受厌恶刺激(又称惩罚物)或损失正在享用的正强化物,也就是将幼儿的不良行为与某种不愉快的或惩罚性的刺激结合起来,多次重复配对出现,使幼儿以后在类似情境或刺激下,该不良行为的发生频率降低,甚至消除的一种行为矫正方法。惩罚的类型有谴责、暂停等。

(1)谴责

谴责是指当幼儿出现不良行为时,及时给予强烈否定的言语刺激或警告语句,以阻止或消除不良行为出现。谴责也可以采用肢体语言,如瞪眼睛、用力抓住等。需要注意的是,谴责行为或语句的后面必须偶尔地跟随别的惩罚刺激,否则谴责会失去其惩罚的作用。

(2)暂停

暂停是指当幼儿表现出某种不良行为时,及时暂停其正在从事的活动以阻止或减少这种不良行为,或把幼儿转移到与他刚才从事活动无关的环境中去。例如,幼儿正在参与有兴趣的活动时,若表现出不良行为,教师可以及时停止其活动,等到幼儿表现良好时再让他继续参加。

案例4-10

楠楠

楠楠和小朋友一起围坐在一张方桌旁用橡皮泥做各种东西。过了一会儿,楠楠扔掉了一个自己用橡皮泥做的小狗,还打翻了别的小朋友做的小人。老师看到后平静地走到楠楠面前说:"楠楠,跟我来。"然后把她带到教室的一角,指着一张椅子对她说:"楠楠,因为你扔东西还打翻了别人的东西,所以你不能玩了。坐在这儿,直到我叫你再来玩。"两三分钟后,老师走到楠楠身边说:"你现在可以回去和大家一起玩了。"

分析

老师因为楠楠的破坏行为让她在一旁静一静,使她明白这种不良行为会让她失去和小朋友一起玩的机会和快乐。这对楠楠来说是一种惩罚。

2.惩罚法的使用

(1)选择被惩罚行为

选择的被惩罚行为应为具体问题行为,比如吸吮手指、破坏物品等,其他的行为不建议使用。

(2)选择惩罚物

不同个体对同一惩罚物的厌恶程度是存在差异的。有的幼儿特别是女孩子,只要给予训斥就能令其改变错误行为;而有的幼儿特别是调皮的男孩子,对训斥根本不当一回事,此时就必须有较强的惩罚物跟上,比如罚站之类,这样惩罚才会有效果。

(3)实施惩罚程序的注意事项

第一,惩罚必须及时。不良行为发生后,惩罚与行为的间隔时间越短,效果越好,而拖延惩罚的时间常常会使惩罚的效果减弱,甚至产生不良影响。第二,施行惩罚时必须保持平静。在实施惩罚时,惩罚者易产生激动情绪,这可能会加重惩罚的强度。因此,惩罚者必须保持平静,这样可以减少惩罚者由于情绪激动而造成的危害。第三,惩罚应和替代行为的强化相结合。例如,有一个幼儿平时喜欢在水泥地上打滚或撞头,家长或教师除了要对该幼儿在水泥地上打滚或撞头的行为给予惩罚外,还要设法强化他坐在椅子上听故事、参加游戏和搭积木等良好行为。

（4）惩罚法与其他强化法结合使用

多数情况下惩罚法要与其他强化法结合运用。这是因为：第一，从教育的角度看，惩罚法是比较严厉的。强烈的惩罚会引起幼儿不良的情绪反应，还有可能导致幼儿模仿成人的惩罚行为来对待别人，使用不当易对幼儿造成一定的伤害或不良影响。第二，单独使用惩罚法容易产生一些伦理道德问题。例如，幼儿上课玩东西，教师将儿童所玩东西没收以后，尤其是一些贵重的玩具等，那么有可能会让家长对教师产生不必要的误解。第三，使用惩罚法容易让人上瘾，对幼儿的身心健康带来危害。研究表明，经常使用惩罚法会让施罚者获得一些快感，从而造成惩罚法的滥用，使幼儿产生较强的恐惧心理，给幼儿的身心健康带来危害。

（二）消退法

1.消退法的定义

消退法就是通过停止对某种行为的强化，从而使该行为逐渐消失的一种行为矫正方法。

在日常生活中，人们常常会在无意中使用消退技术。比如，当别人喊自己的绰号时不予理会，慢慢地别人也就不会再喊了。幼儿借哭闹的方式引起成人注意，若成人对此不予理会，幼儿哭得没意思了，就会自行停止此行为。

与惩罚法快速抑制行为不同，消退法所导致的行为变化是缓慢的、渐进的。因此，即使在完全、彻底地实施了消退法之后，问题行为仍有可能会发生，特别是当行为形成的过程是间歇强化式时，行为减少的过程将更加缓慢。行为的缓慢减少很容易导致实施者对矫正技术有效性的错误判断，误认为没有效果而放弃，这种放弃会使行为矫正变得更加困难。

案例4-11

莎莎

3岁的莎莎在沙滩上玩沙子,妈妈在旁边和别的小朋友的妈妈聊得热火朝天。莎莎几次过来叫妈妈看她堆的城堡,让妈妈帮忙挖个坑,妈妈都应付着说:"你自己玩去吧。"觉得失宠的莎莎发现正常途径没能把妈妈的注意力吸引过来,于是她突然把别人的城堡摧毁,抢别人的工具。听到别人家孩子的哭声,莎莎的妈妈这才过来,制止莎莎。莎莎大哭大闹、大发脾气,弄得妈妈收不了场。

分析

莎莎使用正常的"呼唤"和"请求"行为并未获得妈妈的关注和参与,最后采用极端的"破坏"行为才引起了妈妈的注意。这种情境在我们的日常生活中其实比较常见,莎莎妈妈的不当反应强化了莎莎的问题行为,而对其正确的反应没有给予适时关注。对于已经学会用"破坏""哭泣"等问题行为来获得成人关注的幼儿来说,教师和家长要学会关注幼儿的良好行为,而同时忽视幼儿的不良行为,让幼儿的不良行为慢慢消退,最终用良好行为代替不良行为。这就是行为矫正的消退法。

2.消退法的使用

(1)确定消退行为

在确定消退行为时要注意以下几点:第一,选择的行为要具体,遵循逐个解决的原则。矫治时不要企图一次性解决幼儿所有的不良行为,而只选择其中一个特定的行为,如咬指甲行为。第二,由于情感抵触性行为及攻击性行为在消退期间时有发生,因此行为在开始变好之前可能会变得更坏。第三,尽可能选择一个能人为控制强化物的行为。

(2)准备阶段应该考虑的问题

①了解幼儿的不良行为在消退之前的发生频率,建立一个行为基线。

②确定强化不良行为的强化物,以便能在处理期间撤销这一强化物。

③找出个体能从事的良好的替代行为。

④确定良好行为的有效强化物。

⑤在程序开始之前,确保所有有关人员都知道什么行为正在被消退或什么行为正在被强化。

(3)程序实施过程中的注意事项

应注意促进替代行为的泛化和维持。在使用消退法时,要注意同时强化幼儿出现的适应性行为,而且一定要坚持住。因为往往在开始时,情况可能比以往更糟。在消退过程中,撤除强化物之后幼儿的行为反应有一个迅速增加的现象,研究者将这种现象称为消退爆发。也就是说,在幼儿行为减少或消失之前会出现爆发性增加的现象,包括行为反应的频率、持续时间和强度等。比如,幼儿如果以前常常通过哭闹的方式获得要求的满足,当父母不再满足其要求时,那么幼儿的哭闹行为在减少之前将会更加严重,哭闹的时间将更加长,哭的声音也会更加响亮。

有些幼儿甚至还会出现新的更加严重的行为。当通过哭闹无法满足自己的要求时,一些幼儿甚至会出现在地上打滚、用头撞地、用牙齿咬自己等更加严重的自我伤害行为,以及用手打父母或者骂人等攻击行为。此时,如果实施者因害怕幼儿会对自己造成伤害而放弃继续实施消退法,最终会导致消退技术使用失败。因此,在实施过程中要非常小心处理。

(4)逐渐脱离消退程序

幼儿在消退程序内完全减少的行为可在另一种情境里再现。例如,在幼儿园中不良的攻击行为消失了,但幼儿在与小区中的幼儿玩耍时有可能会出现攻击行为。因此,对于幼儿类似攻击行为的自动恢复现象,教师和家长应有所准备。

(三)前提控制法

1.前提控制法的定义

前提控制法是指通过对物理或社会环境中某些方面的操纵,促使期望行为的发生,并使竞争行为更不易出现的一种行为矫正方法。所谓竞争行为,是指影响良好行为出现的行为。前提控制法主要通过控制导致行为产生的环境刺激和社会条件来减少或消除问题行为。

案例4-12

乔乔

　　乔乔总是做一会儿作业,玩会儿游戏,经常因玩游戏过头而不能及时完成作业。老师向乔乔的家长建议,在乔乔学习的地方不要放玩具和游戏机,多放一些跟学习有关的图书,并规定乔乔每次完成作业后才能玩半个小时的游戏机或玩具。家长按老师的建议,移除了乔乔学习环境中的游戏机和玩具,给乔乔创造了一个更容易安心学习的环境,并把乔乔喜欢的游戏机和玩具作为他及时完成作业的强化物,乔乔的学习问题得到了解决。

分析

　　从行为矫正的角度讲,家长采用了前提控制法,消除了不利于乔乔学习的环境刺激。

常用的前提控制法:

(1)呈现期望行为的辨别刺激

　辨别刺激是指当某一行为被强化时出现的刺激。如要增加乔乔的学习行为,学习的辨别刺激就是在安静的地方有一张书桌、书和笔记本等。

(2)为期望行为安排已形成事件

已形成事件是一种环境事件或生物状态,它使一种刺激的价值发生改变,变成一种强化物。例如,跑5分钟并大量出汗就建立了一种已形成事件,就加强了饮水这种行为;一天没有吃饭,也建立了一种已形成事件,使得食物更具强化作用,因此加强了进食这种行为。使期望行为更易发生的方法之一就是为行为的结果建立一种已形成事件。

(3)减少期望行为的反应难度

安排一种前提条件,来减少从事这种行为所需的努力。如果同种行为具有同等的强化效果,那么,反应难度小的行为就比反应难度大的行为容易发生。

(4)消除不期望行为的辨别刺激或线索

如要让幼儿增加学习时间和学习行为,就要消除不期望行为的辨别刺激,包括不要在学习的地方放电视机、游戏机。

(5)消除竞争行为产生的已形成条件

如果能减少不期望行为结果的强化效果,就不会从事不期望行为,而更愿意从事期望行为。

(6)增加不期望行为的反应难度

比如,把乔乔的游戏机放在不易拿到的地方,只有通过家长才能拿到。这样,乔乔随时玩游戏机的可能性就没有了,玩游戏机的难度加大了。

2.前提控制法的使用

第一,确定需要矫正的目标行为。使用前提控制法矫正的目标行为,应该是与特定环境刺激或事件有关联的问题行为。第二,确定采用哪种前提控制法。当需要提高某种期望行为的发生率或减少不期望行为的发生率时,就可以应用其中的一种或几种方法。如果个体曾经偶尔有过一种行为,就可以用前提控制法使该行为在适宜的时间发生的可能性增加。为了使行为保持下去,前提控制法可以和区别强化法一起使用。如果个体的行为过多,前提控制法可以使该行为较少发生。在减少过度行为时,消退法和区别强化法常常与前提控制法一起使用。

(四)系统脱敏法

1.系统脱敏法的定义

系统脱敏法是指当幼儿身体处于充分放松的状态时,让幼儿逐渐地接近害怕或感到焦虑的事物,或者逐渐地提高此类刺激物的强度,以降低幼儿的敏感性,从而减轻和消除对该刺激物的恐惧或焦虑情绪的一种行为矫正方法。系统脱敏法对幼儿焦虑症、恐惧症、神经性厌食等病症的治疗有一定效果。

案例4-13

敏敏

敏敏5岁,女孩,比较胆小。偶然看了一部恐怖片后,不敢自己一个人睡,要妈妈陪着睡觉。妈妈心疼她,也就心软了,结果一直到现在敏敏都要妈妈陪着睡觉。有时候妈妈等她睡着后偷偷走开,不一会儿她就醒了,跑到妈妈床上睡,要不然就睡不着。妈妈为了鼓励她,答应只要她自己睡,奖励什么都行,可是敏敏就是不肯。

分析

敏敏对于独自睡觉感到焦虑和恐惧,这种情绪已经影响到她的睡眠,如不及时加以矫治,可能会泛化为害怕一个人晚上待着或怕走夜路等新的问题行为。个体对特定情境的恐惧并不能一下子就消除,需要逐步地消除。系统脱敏法被证明是矫治此类问题行为的最有效的方法之一。

2.系统脱敏法的使用

(1)放松训练

放松训练是指使幼儿从紧张状态松弛下来的一种练习过程。放松有两层意思:一是指松弛肌肉;二是指消除紧张。放松训练的直接目的是使肌肉放松,最终目的是使整个机体活动水平降低,达到心理上的松弛,从而使幼儿保持内环境的平衡和稳定。

对于幼儿来说,让他们理解放松的含义不太容易,因此常常根据幼儿心理发展特点,采用游戏、音乐等阳性刺激法放松他们的心情,以达到消除紧张的目的。例如,治疗者可以与幼儿一起进行放松肢体的游戏活动,在游戏过程中建立良好的治疗关系,同时消除幼儿的警戒心理。当治疗者与幼儿关系融洽时,治疗者可以为幼儿做全身的抚触按摩,消除幼儿肌肉紧张。

肌肉松弛训练以达到全身肌肉迅速进入松弛状态为合格,一般需6—10次练习,每次半小时,每天1—2次。治疗时,先让幼儿收紧身体各部分的肌肉,然后逐渐放松下来,直到全身完全放松为止。治疗者可以给幼儿讲情节愉快、故事场景令人轻松的故事,让幼儿想象故事中的情境,帮助其顺利进入放松状态。

(2)建立焦虑事件等级

实施系统脱敏法的关键是治疗者要对幼儿建立焦虑(或恐惧)等级表。建立焦虑等级表所需要的原始资料,不能单凭主观想象。治疗者需通过访问、观察以及收集与幼儿有关的家庭生活史、教育背景、现有社会关系等方面的信息,了解形成幼儿问题行为的情境及产生焦虑的主要原因。同时,让幼儿依据自己感到害怕的程度,对各种刺激情境排序,产生一份焦虑等级量表。焦虑程度为零的事件称作控制事件,通常将"在游乐园里玩耍""听轻松愉快的幼儿歌曲"等作为控制事件,在幼儿出现紧张或不适时引用,以帮助其放松。

（3）实施脱敏

实施脱敏可分为两种：一是想象脱敏，二是现实系统脱敏。

想象脱敏是指治疗者向患者口头描述其焦虑等级的某一事件，让患者进入想象中的情境并体验焦虑，同时配合全身放松训练，逐级抑制由弱到强的不同等级的焦虑，直到最后完全消除焦虑。

现实系统脱敏是指让患者直接接触或进入导致焦虑的现实刺激或情境，体验焦虑，反复多次后，患者逐渐适应该情境，不再害怕，然后再将患者引入下一焦虑等级的现实情境。如此逐级反复进行，直到每一等级的焦虑被消除为止。

由于幼儿想象力的发展较不完善，因此在实施脱敏过程中，一般采用现实系统脱敏。

每次脱敏的时间不宜过长，一般30分钟左右；每次脱敏的事件也不能过多，不超过4个。治疗时不能操之过急，一定要确认个体对某个事件已经不再产生紧张情绪，才能进行下一事件的脱敏。同时，为巩固疗效，还需幼儿做一些家庭作业。

（五）模仿法

1.模仿法的定义

模仿法，又称示范法，是向求助者呈现某种行为榜样，让其观察示范者如何行为以及他们的行为得到了什么样的后果，以引起求助者从事相似行为的治疗方法。

2.模仿法的使用

（1）选择合适的治疗对象

除了必须是适应证以外，还要评估幼儿的模仿能力，才能决定幼儿是否为合适的治疗对象。每个幼儿的模仿能力是不同的。模仿能力还有总的模仿能力和特殊的模仿能力的区别。例如，有的人对声音的模仿能力特别强，有的人则对形体动作的模仿特别快；而另外一些人则可能是模仿能力太差。模仿能力可以通过幼儿的经历和心理测量的结果得以反映。

（2）设计示范行为

根据幼儿的具体情况，有针对性地设计一个或一组示范行为。示范的情景尽可能真实。如示范与猎狗接触，最好是真正的猎狗，而不是狗的录像、狗的模型。同时，示范事件应该是从易到难，由简到繁，循序渐进。

（3）强化正确的模仿行为

在有经验的示范者的影响下，模仿并不困难。但要将模仿行为吸收、巩固、融合为个体自然行为中的一部分，就需要给予及时强化。例如，一个性格孤僻的幼儿，在一个性格外向活泼的幼儿的示范下参加到一群正在游戏的幼儿中来。性格孤僻的幼儿来到幼儿们中间，完全是对性格外向活泼的幼儿的行为的一种模仿。如果此时这群幼儿对性格孤僻的幼儿的行为给予阳性强化，例如向他微笑，同他谈话，分给他糖果、玩具，让他担任游戏中的角色等，那么，性格孤僻的幼儿模仿学来的参与行为就会得以巩固和加强。

3.注意事项

①影响模仿能力的一个重要因素是年龄，通常认为幼儿期是模仿能力最强的年龄段。一般来说，模仿法更加适用于年轻的求助者。

②要强调示范者的作用。示范者的表现是治疗成败的关键。通常情况下，示范者的感染力越强，模仿者的动机也就越强，成绩越好。另外，示范者与模仿者的共同之处越多，模仿者的信心越足，成绩越好。如果示范者高高在上，非同寻常，即使有杰出的示范表现，也只能让模仿者自叹不如。

③对正确模仿行为的强化，应当适时和恰当。

📝 思考练习

1.试谈谈你所在乡村幼儿园常见的幼儿心理行为问题有哪些。

2.作为一名乡村幼儿园教师，应该如何应对幼儿的心理行为问题？

第五章

乡村幼儿园一日生活的卫生保健

◎ 学习目标

◎ 掌握乡村幼儿园一日生活各环节要求及制订原则。

◎ 了解乡村幼儿园生活活动的卫生保健指导建议。

◎ 了解乡村幼儿园学习、游戏、体育锻炼活动的卫生保健指导建议。

◎ 思维导图

```
                              ┌─ 幼儿园一日生活各环节要求及制订原则
            幼儿园一日生活概述 ─┤
                              └─ 乡村幼儿园一日生活流程建议

乡                            ┌─ 乡村幼儿园生活活动指导建议
村    乡村幼儿园生活         ─┤
幼    活动的卫生保健          └─ 乡村幼儿园生活活动组织案例
儿
园
一                           ┌─ 乡村幼儿园学习活动的卫生保健
日
生    乡村幼儿园学习、游戏、体 ─┼─ 乡村幼儿园游戏活动的卫生保健
活    育锻炼活动的卫生保健
的                           └─ 乡村幼儿园体育锻炼活动的卫生保健
卫
生
保
健
```

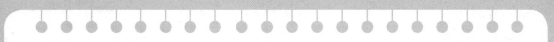

小案例

某乡村幼儿园为半日制村级幼儿园,半日活动流程安排如下:

时间	活动内容
11:40—12:00	入园
12:05—12:30	户外活动
12:35—14:30	午睡
14:35—15:30	游戏
15:35—16:00	离园

大思考

1.幼儿在园时间是否能满足幼儿学习发展的需要?

2.生活活动占据幼儿在园的时间是否合理?

第一节
幼儿园一日生活概述

幼儿园的一日生活是指幼儿园每天进行的所有教育活动,包括生活活动、学习活动、游戏活动、户外活动和其他各个环节的活动。教师应该充分认识和利用一日生活各个环节的教育价值,通过合理组织、科学安排,促进幼儿身心全面发展。在某种意义上来说,幼儿在幼儿园的各个环节和各种活动就是幼儿在园的一日生活内容。幼儿园的一日生活对幼儿的发展起着关键作用。一日生活是幼儿园教育的重要内容,直接体现幼儿园的教育价值、保教质量;一日生活各环节都蕴含着教育要求,落实一日生活的教育质量直接关系到幼儿的全面发展;一日生活是培养幼儿学习习惯、行为习惯、生活习惯的有效途径。

幼儿的身心发展特点决定了幼儿园教育的生活化。幼儿园教育必须保教并重,将教育贯穿于幼儿一日生活之中。一日生活是幼儿教育的重要内容,最能体现幼儿园的教育价值。教师在幼儿日常生活的各个环节之中,要适时地融入一些必要的知识、技能和情感。幼儿从每天必不可少的日常活动中掌握最基本的生活技巧,锻炼独立生活的能力。幼儿日常生活的表现是判断和衡量他们学习和发展状况的重要依据。

《幼儿园教育指导纲要(试行)》指出:幼儿教育活动内容的选择应既贴近幼儿的生活来选择幼儿感兴趣的事物和问题,又有助于拓展幼儿的经验和视野,幼儿园教育活动内容的组织应充分考虑幼儿的学习特点和认知规律,各领域的内容要有机联系,相互渗透,注重综合性、趣味性、活动性,寓教育于生活、游戏之中。幼儿园应从幼儿的一日生活中挖掘教育资源,把各种教育内容与幼儿的一日生活联系起来,把教育活动同幼儿的一日生活结合起来,让幼儿生活的每一个环节都具有独特的教育价值。

一、幼儿园一日生活各环节要求及制订原则

(一)幼儿园生活活动

幼儿园生活活动是指满足幼儿生命基本需要的活动。开展生活活动有助于幼儿健康成长,促进幼儿生活自理、与人交往、自我保护等能力的发展,具有培养规则意识和健康生活习惯的作用,为幼儿的全面发展奠定基础。幼儿园生活活动主要包括入园、饮水、盥洗、进餐、如厕、睡眠、离园等环节。

生活活动基本要求及制订原则:

①创设干净整洁、宽松愉悦的生活环境。干净整洁的环境是幼儿在园学习生活最基本的条件,也是一个幼儿园管理到位的基本要求。幼儿园应该做好环境、设施设备、玩教具等各方面的清洁消毒工作,为幼儿创设一个舒适、洁净、温馨的学习和生活环境。

②帮助幼儿建立良好的生活与卫生常规,既关注集体秩序,也尊重个体差异。教师应及时关注幼儿个体差异,与家长积极沟通,共同引导幼儿建立良好的生活与卫生常规,提高其生活自理能力。

③支持和满足幼儿通过亲身体验获取生活经验,避免过度保护和包办代替。教师应充分相信幼儿的能力,重在引导和帮助幼儿提高生活自理能力,避免过度包办和代替,剥夺幼儿应有的感受和体验机会。

④重视家庭与幼儿园的相互合作,保证幼儿生活自理能力和生活习惯得到有效培养。幼儿园教育应与家庭教育保持一致,鼓励家长在家庭中重视幼儿生活自理能力的培养,帮助家长树立科学的育儿观。

⑤确保幼儿生活活动安全,有处理突发事件的应对措施。生活活动环节看似简单,但却包含很多教育价值,而且存在更多安全隐患。比如,盥洗、如厕时可能因地上有水而滑倒,睡觉时可能因为生病、吃药等引发惊厥。

⑥科学组织、指导幼儿生活活动,减少不必要的等待,避免隐性和显性的时间浪费。

案例5-1

天天

午睡起床时间到了,孩子们揉揉睡眼惺忪的眼睛,从自己的床上下来穿衣服。这时天天在床上坐了一会儿,拉起被子的两个角站了起来,不停地抖动着被子,只见孩子的身体随着被子的抖动左摇右晃,老师赶快过去让孩子放下被子坐到床上。天天说:"老师,我想把被子抖平折起来。"老师说:"你能自己的事情自己做,说明你是一个能干的小朋友,但你站那么高抖被子,要是站不稳摔下来怎么办? 如果你想叠被子可以来下床帮其他小朋友叠,上床的被子就由老师整理好了。"

请结合案例分析:

1.要创造什么样的条件,才能鼓励幼儿提高生活自理能力?

2.如何在保证孩子安全的前提下,提高孩子想做事、想帮忙的积极性?

分析

在幼儿园的实际工作中,会发现有一些幼儿特别喜欢做事或帮助别人做一些力所能及的事。老师不能因为安全考虑不让幼儿做事,也不能不顾幼儿的安全让幼儿做危险的事,要在保证幼儿安全的前提下,培养幼儿的生活自理能力。

(二)幼儿园学习活动

幼儿园学习活动是指以促进幼儿与同伴的分享交流,提升幼儿学习经验,强化幼儿学习体验,引导幼儿主动探索,促进幼儿在不同学习水平上得到发展为目的,教师有目的、有计划地发起的,采用集中教学活动形式组织的师幼互动活动,或在教师引导下的同伴互动活动、幼儿个别活动。

从广义的角度理解,幼儿在日常生活中的各种体验和探索都是学习活动。《3—6岁儿童学习与发展指南》指出:幼儿的学习是以直接经验为基础,在游戏和日常生活中进行的。幼儿的学习活动贯穿于一日生活之中。因此,除集体教学活动外,教师还应该在幼儿园一日生活中认真观察幼儿,倾听幼儿的想法,发现幼儿感兴趣的事物和偶发事件中隐含的教育价值,积极引导并用适当的方式帮助和指导幼儿,促进幼儿的学习与发展。从狭义的角度理解,幼儿在幼儿园的学习活动主要是指教师有目的、有组织的集中教学活动、区角(小组)活动和个别活动。幼儿在活动中可以获得学习体验。

学习活动基本要求及制订原则:

①幼儿园的学习活动有不同的组织形式,一般可分为集中教学活动、区角(小组)活动和个别活动。教师需要根据学习内容和幼儿发展情况选择适宜的活动组织形式,切忌以集中教学活动"一统"全天活动。乡村幼儿园教师也需对照集中教学活动的学习指导策略逐一完善指导行为,保障有质量的教育活动。

②根据《3—6岁儿童学习与发展指南》和幼儿的实际情况,以循序渐进为原则,有目的、有计划地组织幼儿参与学习活动,保证学习活动内容的平衡性与整体性。

③积极发挥幼儿多种感官作用,充分利用周围环境的有利条件,提供充足的动手操作材料,保证幼儿充分活动的机会。

④遵循幼儿学习特点,注重活动的过程,让幼儿直接感知、实际操作、亲身体验,采用合作、交流、探索等活动方式开展活动。

⑤灵活地运用集体分享活动、小组合作活动、结伴互动活动等组织形式,为幼儿提供交流和表现能力的机会与条件。

⑥学习活动时间、次数应参照《幼儿园工作规程》《3—6岁儿童学习与发展指南》要求,结合幼儿园实际情况进行安排。

(三)幼儿园运动活动

幼儿园运动活动主要指在幼儿园日常生活中开展的体操、器械运动、自然因素锻炼等活动,旨在培养幼儿对运动活动的兴趣,发展基本动作,养成运动习惯,增强运动能力和适应环境的能力,提高幼儿身体素质。

运动活动基本要求及制订原则:

①幼儿园运动活动的开展应遵循《幼儿园工作规程》《幼儿园教育指导纲要(试行)》《3—6岁儿童学习与发展指南》相关要求,遵循幼儿身心发展规律,切实保障幼儿安全,了解和掌握幼儿参与运动活动的方式和特点,培养幼儿参加运动活动的兴趣和习惯,开展丰富多彩的锻炼活动,用幼儿感兴趣的方式发展幼儿基本动作,提高动作的协调性、灵活性,提高幼儿对环境的适应能力,增强幼儿体质,培养幼儿坚强、勇敢、不怕困难的意志和主动、乐观、合作的态度。

②幼儿园运动活动的目标制订、内容选择、组织与实施、评价要以《幼儿园教育指导纲要(试行)》和《3—6岁儿童学习与发展指南》精神为依据,遵循安全性、科学性、层次性、趣味性、渐进性、适量适宜性、动静交替性、全面平衡性和经常性的原则,做到保时、保质、保量。

③教师有目的、有计划地根据幼儿年龄特点,以培养幼儿运动的兴趣和态度、促进幼儿动作发展为目标,根据运动的卫生常识,采用多种设计,组织形式多样的早操、晨练、体育游戏活动、器械活动和户外游戏活动,以及适合本班幼儿的集体、小组或个别的运动活动。

④科学组织幼儿园运动活动,注重运动卫生,考虑本地气候特点,关注幼儿的运动时间与运动量。保证每天2小时户外活动时间,其中1小时的体育活动时间要分段进行。活动时要注意高密度、低强度,每次时间不宜过长,循序渐进,并根据幼儿个体差异调节活动内容与活动量。确保幼儿在运动活动中的安全,严禁任何有损幼儿身体健康的比赛、表演、训练等活动。

⑤根据本园的师资条件和场地、器械条件,充分利用日光、空气、水等自然因素和本地自然地理环境,以社区资源为后盾,以家庭资源为平台,开展自然、适宜的亲子运动活动。可收集民间的体育活动和体育游戏,自制运动活动材料,利用现有自然物和无毒废旧物,积极开展适合幼儿的丰富多彩的运动活动。

(四)幼儿园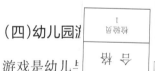

游戏是幼儿与互作用的基本形式,是最适合幼儿活动、学习的方式。幼儿园游戏活动是幼儿的基本活动,游戏的过程即幼儿自我发展的过程,游戏对幼儿的成长与发展有着独特的价值与意义。游戏发展幼儿的想象力、创造力和交往合作能力。

《幼儿园工作规程》指出:以游戏为基本活动,寓教育于各项活动之中。《幼儿园教育指导纲要(试行)》提出:以游戏为基本活动,保教并重,关注个别差异,促进每个幼儿富有个性的发展。《3—6岁儿童学习与发展指南》指出:幼儿的学习是以直接经验为基础,在游戏和日常生活中进行的。要珍视游戏和生活的独特价值。幼儿园以游戏为基本活动的目的在于:创设与幼儿年龄特点相适应的幼儿园生活,保障幼儿游戏的权利和童年生活的快乐,促进幼儿主体性的发展,使幼儿的身心在学习中获得全面、和谐、健康的发展。

游戏活动基本要求及制订原则：

①适宜性原则。游戏环境的创设、材料玩具的提供，要适合幼儿的特点，考虑其生活经历、已有的知识经验、兴趣与能力。环境中的刺激（包括环境布置与材料提供）应适度。

②发展性原则。游戏条件的提供应能够增加幼儿的生活经验和知识经验，激发其对周围事物的兴趣与探索的欲望，促使幼儿通过与环境材料的相互作用，提高其身心发展水平。

③整体性原则。将环境中多方面影响因素加以合理配置和组织建构，包括有组织的教育与自由活动结合，幼儿园教育与家庭教育配合，静态环境与动态环境结合。同时应重视五大领域教育内容与游戏活动的整合。教师要考虑材料提供的层次性，具有不同教育功能的各类游戏的合理配置安排等，以更好地发挥游戏的综合整体效益。

④自主性原则。幼儿自由选择游戏是必然、是需要，应允许他们选择自己想玩的游戏内容。幼儿有自己支配和选择游戏的权利。游戏计划不再是教师事先凭想象制订的，而是教师根据幼儿在游戏中的表现和需要，以及存在的问题制订的。教师要深入地了解幼儿，最大限度地挖掘他们的发展潜能，为幼儿自主性的发挥创设条件和机会，让其在享受游戏的同时得到发展。

⑤随机性原则。教师观察和了解幼儿在游戏中的表现，对幼儿进行随机指导，不但不会影响幼儿游戏的开展，反而更能激发幼儿对游戏的兴趣。如教师以伙伴、合作者的身份参与到游戏中，可以丰富游戏的内容和情节，帮助幼儿增强角色意识，更能使幼儿在游戏中获得成功的体验和游戏的乐趣。教师的介入和指导应把握好时机和分寸，以不干扰幼儿游戏为前提。

二、乡村幼儿园一日生活流程建议

科学合理的幼儿园一日生活流程，是幼儿身心全面健康发展的基础。《幼儿园工作规程》第十八条中提出：幼儿园应当制定合理的幼儿一日生活作息制度。幼儿园可以《幼儿园工作规程》为参考，结合当地实际，制订一日活动流程。根据调研，我们按照幼儿在园时间制订了乡村幼儿园半日、一日、寄宿三种模式的活动流程安排表，仅供参考。（见表5-1—表5-3）

表5-1　乡村幼儿园一日活动流程安排表(半日)

活动时间	活动内容
11:30—12:00	生活活动(入园)
12:05—13:00	户外活动(自选活动或早操)或区域游戏活动
13:05—13:20	生活活动(盥洗、如厕等)
13:25—15:00	生活活动(午睡、如厕等)
15:05—16:30	学习活动(集体、小组或个别学习)
16:35	生活活动(离园)

表5-2　乡村幼儿园一日活动流程安排表(一日)

时间	活动内容
7:30—8:00	生活活动(入园、晨检、晨间活动)
8:05—9:00	生活活动(早餐、自选活动、盥洗)
9:05—9:30	学习活动(集中教育活动)
9:35—9:50	加餐、生活活动
9:55—10:50	户外活动
10:55—12:00	生活活动(餐前准备、午餐)
12:05—12:30	生活活动(散步、睡前准备)
12:35—15:00	生活活动(午睡、起床、午点)
15:05—15:30	学习活动(集中教育活动、游戏活动)
15:35—16:15	户外活动(自主游戏)
16:20—17:00	生活活动(餐前准备、晚餐)
17:05—17:30	幼儿离园准备、离园

表5-3　乡村幼儿园一日活动流程安排表(寄宿)

时间	活动内容
7:30—8:30	生活活动(入园、幼儿起床、洗漱、晨检、晨间活动、早餐等)
8:35—9:00	生活活动(自选活动、盥洗等)
9:05—9:30	学习活动(集中教育活动)

续表

时间	活动内容
9:35—9:50	生活活动(加餐、盥洗)
9:55—10:50	户外活动
10:55—12:00	生活活动(餐前准备、午餐)
12:05—14:30	生活活动(散步、睡前准备、午睡)
14:35—15:00	生活活动(起床、午点)
15:05—15:30	学习活动(集中教育活动、游戏活动)
15:35—15:45	生活活动
15:50—16:15	户外活动
16:20—17:00	生活活动(餐前准备、晚餐)
17:05—18:30	幼儿离园准备、离园。在园幼儿户外活动、游戏活动
18:35—19:30	晚点、散步
19:35—20:30	洗漱、晚检、入睡

"乡村幼儿园一日活动流程安排表"是幼儿园安排各类活动的参考,也是幼儿在园各类活动的依据。乡村幼儿园要重视一日活动流程安排表的制订,可结合当地特点、季节等,适当调整。

总体上,幼儿园各类活动时间安排应达到如下要求:

①幼儿户外活动时间每天不少于2小时,其中体育活动时间不少于1小时,高温天气可酌情减少。幼儿两餐间隔时间不少于3—3.5小时。

②保证幼儿每天连续不少于1小时的自主游戏。

③要采用集体、小组、个别等多种形式开展学习活动,减少整齐划一的集体形式的学习活动,大班每天最多不超过1小时,中班和小班酌情减少。

④在连续性的游戏、体育、学习等活动中,注意提醒幼儿饮水、如厕等,使幼儿养成良好的生活习惯。

第二节
乡村幼儿园生活活动的卫生保健

幼儿园一日活动中,有超过一半的时间是生活活动。生活活动看似烦琐,没有太多专业性,但却是幼儿良好行为习惯培养和身心健康发展的基础。教师应当充分观察了解幼儿实际情况,将生活习惯养成、幼儿健康领域发展目标融入生活活动,在生活活动中体现教育价值,促进幼儿全面发展。

一、乡村幼儿园生活活动指导建议

幼儿园生活活动主要包含进餐、盥洗、睡眠、如厕、饮水,另外还有非常重要的入园和离园两个环节。生活活动一般被认为是过渡环节,没有受到重视,但生活活动却占据了幼儿园一日活动一半以上的时间,对于3—6岁幼儿来说,生活活动环节是培养幼儿良好生活自理能力、形成良好习惯、促进生长发育的关键环节,也是容易引发安全事故的环节。所以,不仅要重视生活活动环节的组织工作,更要将其细化。我们整理了以下各环节的卫生保健要求、教师指导建议、保育员指导建议,以供参考,没有保育员的幼儿园需要同时参考教师指导建议和保育员指导建议。(见表5-4)

表5-4 乡村幼儿园生活活动操作指导建议

环节	卫生保健要求	教师指导建议	保育员指导建议(无保育员的参照教师指导建议)
入园	①情绪愉快地上幼儿园。	①教师上岗前要整理自己的仪表,不披头发、不留长指甲、不戴饰品、穿平底鞋,并用香皂在流水下按正确的洗手方法洗净双手,确保不带病菌入班。 ②接待家长时要面带微笑,热情地向家长和幼儿问好,蹲下来与幼儿对话,进行简短的询问和交谈。	①保育教师上岗前要保持仪表整洁,不披头发、不留长指甲、不戴饰品、穿平底鞋,并用香皂在流水下按正确的洗手方法洗净双手,确保不带病菌入班。

续表

环节	卫生保健要求	教师指导建议	保育员指导建议(无保育员的参照教师指导建议)
入园	②积极接受晨检,懂得当自己不舒服时要主动告诉老师或保健医生。 ③有礼貌地向老师、小朋友问好,向家长说再见。 ④主动参与晨间活动。	③一看,看精神状况、看脸色、看皮肤、看眼神、看咽喉;二摸,摸额头、手心、颈部是否发烫,腮腺、淋巴是否肿大;三问,问幼儿在家睡眠、进餐、大小便情况以及是否有发烧、咽痛、腹泻情况;四查,查看幼儿是否携带了不安全的物品;五登记,对幼儿入园晨检情况及时记录和登记。若有特殊情况及时报告保健医生,做进一步的检查。 ④对于个别情绪不佳的幼儿可以给予特别关注,可以拥抱和安抚幼儿,稳定幼儿的情绪,给予幼儿安全感。 ⑤晨间活动倡导幼儿自主活动,注意活动内容要符合幼儿的年龄特点,具有多样性和丰富性,发展幼儿的综合能力。 ⑥针对体弱幼儿和患病幼儿,耐心询问家长是否有交代事项,把交代事项清楚地记录下来,在交接中主动告知另一位老师和保育员。与家长交流要注意简洁明了。	②幼儿来园前要根据气候开窗通风,寒冷天气每天通风应不少于2次,每次至少10—15分钟,温暖天气可以实施全日通风。教师要调节好室内温度和光线,保证幼儿活动区域空气清新、通风良好、光线充足。 ③认真做好班级各项设施、设备的安全检查工作,发现安全隐患及时汇报和处理。 ④在幼儿早餐前对桌面进行消毒,先用清水擦干净,再用消毒药水擦拭一遍,最后用清水擦拭干净残留的消毒液。 ⑤协助教师开展晨检及晨间活动。 晨检流程视频
进餐	①饭前用香皂在流水下按照正确的方法洗手。 ②安静有序地进行进餐活动,逐步掌握独立进餐的技能。 ③正确使用餐具,具有良好的进餐坐姿。	①引导幼儿在进餐前不做剧烈运动,避免过度兴奋,进餐时引导幼儿保持情绪愉快安定,并安静专心地进餐。 ②创设宽松的就餐环境,开展餐前食谱播报活动,促进幼儿食欲。 ③鼓励幼儿独立进餐,提醒幼儿进餐速度及食量适当。 ④对特殊幼儿给予个别照顾,及时处理异常情况。	①严格按规定时间开餐,两餐餐距时间间隔不少于3.5小时。 ②桌面消毒,餐具摆放在固定、安全的地方,避免烫伤幼儿。 ③引导幼儿正确使用餐具。 ④每餐时间不少于20分钟,教师要掌握幼儿的进食量,保证幼儿吃饱吃好,在进餐过程中教育幼儿充分咀嚼,不催促幼儿。

环节	卫生保健要求	教师指导建议	保育员指导建议(无保育员的参照教师指导建议)
进餐	④养成良好的进餐习惯,做到细嚼慢咽,吃饭不发出较大声音,不掉饭菜,保持桌面、地面干净。 ⑤餐后有序整理餐具,收拾食物残渣,做到餐后擦嘴、洗手和漱口。 ⑥情绪稳定愉悦地参加餐后活动。	⑤纠正幼儿不良的进餐习惯。 ⑥组织餐后的幼儿开展安静的活动,如阅读活动、建构游戏、小组游戏和散步活动等。 ⑦中大班的幼儿可以安排值日生活动,请值日生协助教师发放餐具、收拾餐具等。	⑤养成文明的进餐习惯,幼儿要有自己专用的餐具(碗、盘子、汤勺和筷子),用餐时要注意干净卫生,不能把饭菜盛在一个碗里,或者把馒头包子放在桌上。 ⑥面对挑食或吃得慢的幼儿,要进行正面引导,不训斥责骂。对体弱幼儿和肥胖幼儿要特别照顾。 ⑦饭后组织幼儿进行漱口活动,清洁口腔以达到预防龋齿的目的。 ⑧幼儿餐后要用纸巾擦嘴,将自己的碗盘子、筷子、勺轻轻地放在固定的容器里。
盥洗	①随时保持手、脸清洁。饭前、便后、手脏时会自觉洗手,不浪费水,保持地面、服饰整洁。 ②学会正确盥洗:卷衣袖,双手向下将手心、手背、手指洗净,用自己的毛巾擦干。 ③知道漱口的好处,养成餐后用正确的方法(鼓漱的方法)漱口的好习惯。 ④要用自己专用的毛巾、漱口杯等。	①幼儿进入盥洗室前,教师要检查地面和台面是否干净、无水迹,防止幼儿滑倒。 ②组织幼儿分批进入盥洗室。 ③盥洗时教师要随时关注幼儿,提醒幼儿有序排队盥洗。 ④教幼儿正确盥洗方法,照顾个别幼儿。	①盥洗室要保证通风良好,干净、无异味,随用随消毒,地面干净整洁,无水迹、无污垢、无垃圾等。 ②盥洗室的抹布、拖把、桶等用具,用后洗干净放回原位,摆放整齐,保证设施干净、完好。 ③将盥洗方法、爱清洁、节约用水等图示呈现在盥洗处,为幼儿创设整洁、温馨、富有教育意义的盥洗环境。 ④协助教师指导和帮助幼儿将手洗干净。 ⑤幼儿盥洗后,保育员要立即清理盥洗室,并对地面、台面、洗手池、水龙头、香皂盒等进行消毒,确保干净、无异味、无污物。

续表

环节	卫生保健要求	教师指导建议	保育员指导建议(无保育员的参照教师指导建议)
盥洗	⑤学习用正确的方法洗脸。洗脸时不湿衣袖、衣襟,不玩水。 ⑥知道起床后、头发凌乱时要及时梳头。	⑤注意盥洗中的安全,提醒幼儿遵守纪律,并帮助幼儿处理意外情况(洗手弄湿衣服、发生冲突、忘记关水等)。	⑥洗衣粉、消毒水等物品的放置要安全、隐蔽,应放在幼儿接触不到的地方,以防幼儿误拿、误食等。
睡眠	①午睡前及时进行如厕等活动,做好睡前准备。 ②逐步学会脱上衣、裤子的正确方法,并叠放整齐,放在指定的地方。 ③按时起床,有序地穿衣服,分清衣裤前后,会拉拉链、扣纽扣,折叠衣物,会穿脱鞋子,分清左右。学习整理床铺。 ④逐步学会自己盖被子,用正确的睡姿(向右侧卧睡或仰卧)安静入睡,不蒙头、吮手、咬被角等(夏天两小时,春秋冬一个半小时)。 ⑤需要大小便、身体不适或发现同伴有异常时能及时告知老师。	①睡前:营造良好的睡眠环境,遮挡过强的光线等。组织幼儿睡前盥洗、解便,安静进入寝室。在幼儿上床前,将幼儿随身携带的小物件,如皮筋、发卡、眼镜等,集中放在一起,避免幼儿躺在床上玩耍,发生意外。指导或帮助幼儿有序地脱、折叠衣物,放指定位置。提醒幼儿先脱鞋子,再脱裤子,最后脱上衣,动作要紧凑,避免着凉。 ②睡眠中:不断巡视,发现幼儿神色异常应及时报告处理和记录。帮助幼儿盖好被褥,纠正不良睡姿,培养幼儿右侧卧或仰卧,不蒙头睡觉的好习惯。照顾入睡困难、有特殊需要的幼儿。 ③起床后:组织幼儿整理床上用品和个人衣物。组织幼儿盥洗——洗脸、洗手、梳头。组织幼儿如厕、饮水等。 ④寄宿制幼儿园在晚间睡眠时段,除了参照以上指导建议外,还需要关注幼儿晚间尿床的情况,针对个别容易尿床的幼儿,可提醒幼儿起床尿尿。另外还需要重点关注年龄较小的幼儿的心理状态,对于分离焦虑比较明显、缺乏安全感的幼儿,应给予更多情感关怀。	①做好幼儿睡前卧室环境的准备工作,使卧室内空气清新、温度适宜、光线柔和。 ②帮助幼儿正确穿脱衣物。 ③检查及帮助幼儿整理领口、袖口、裤口。 ④幼儿起床后,被子要完全打开通风,等幼儿穿好衣服后再叠被子。注意检查床上、床垫下是否有异物,枕套、被套是否开线。 ⑤根据季节变化及时更换被褥,定期清洗被褥。 ⑥床铺整齐无皱折,枕头放在被子上面透气。 ⑦及时对寝室进行消毒。

续表

环节	卫生保健要求	教师指导建议	保育员指导建议（无保育员的参照教师指导建议）
如厕	①环境设备合适。②秩序井然。③指导和帮助幼儿自己脱裤。④指导幼儿正确如厕。⑤整理好衣裤。⑥即时清洁、定期消毒。⑦提醒幼儿勿忘洗手。	①如果厕所只有一间,教师需要分别组织男孩和女孩分开如厕。②厕所空间狭小,教师分批次组织幼儿如厕,并提醒或组织幼儿有序排队,不推挤,不打闹,不在厕所逗留等。③幼儿如厕前,幼儿如厕过程中,教师一定要站在可以看到每个幼儿的位置上。④观察幼儿排便情况,能及时发现幼儿大小便的异常。⑤及时发现和帮助遗尿和遗便的幼儿,耐心为其更换、清洗衣服。⑥关注和培养幼儿良好的如厕习惯,如节约用纸、便后冲水、洗手等。	①协助幼儿随时如厕。②协助教师帮助幼儿如厕和整理衣物。③耐心地为遗尿、遗便的幼儿更换、清洗衣物。④协助教师培养幼儿大小便的良好习惯等。⑤观察幼儿大小便情况并及时报告。
饮水	①做好清洁卫生工作。②引导幼儿多喝水。③养成排队接水好习惯。④培养幼儿的动手能力。	①班级中要创设固定的幼儿饮水区域,饮水区域要保证安全、便捷、地面干燥。②有序组织幼儿定时和按需饮水,观察幼儿饮水量,并根据季节变化、幼儿活动情况、外界气温等酌情调整饮水量。③使用饮水机的园所,幼儿接水时,必须要有教师和保育员在一旁看护,引导幼儿学习正确的接水方法。先接冷水,再接热水,避免烫伤。④使用自烧开水的幼儿园,可以把温度适宜的开水放到适宜幼儿操作的凉水杯里,方便幼儿自主饮水。⑤对喝水时说笑打闹、洒水的幼儿给予提醒。	①保证幼儿饮水用的口杯一人一杯杯口朝上,杯柄朝外,摆放在贴有个人标识的固定位置。②保证幼儿饮水用的口杯每日清洗消毒1次。③上午和下午,各组织2—3次集体饮水,并提醒幼儿随渴随喝。④协助教师组织幼儿喝水,并在喝水前对桌面进行消毒。无饮水机的幼儿园,保育员要预先凉好温度适宜的开水。⑤关注幼儿是否洒水在衣裤上,弄湿衣裤的需要及时更换。
离园	①情绪愉快地参加游戏活动,安静耐心地等待家长。	①组织幼儿开展离园活动,活动一般为角色游戏、建构游戏、阅读活动等。	①指导幼儿学习整理仪表的方法,帮助幼儿穿好外衣,塞好内衣,提好裤子,检查鞋子。

续表

环节	卫生保健要求	教师指导建议	保育员指导建议(无保育员的参照教师指导建议)
离园	②主动向教师、小朋友道别,跟随家长安全离园。③自主整理仪表,收拾整理玩具,带齐自己的物品离园。④开展安全教育,不吃陌生人的东西,不跟陌生人走。	②在离园活动中与幼儿亲切地互动,鼓励幼儿的点滴进步,稳定幼儿的情绪,帮助幼儿建立自信心。③引导幼儿离园前将玩过的玩具进行整理并放回原处。④鼓励幼儿离园时有礼貌地向教师和小朋友说再见。⑤接待家长时要兼顾未离园的幼儿的个别活动和交往,及时介入,适时指导,帮助幼儿解决冲突和问题。⑥有针对性地与个别家长进行沟通,详细地介绍幼儿在园的一日活动,应用鼓励性语言提出指导性建议,充分发挥家长的积极性,做好家园共育工作。⑦建立离园接送制度。教师要认真辨别接送人员,确定后把幼儿交给接送人员,并要求签字,确保接送安全,避免错接、漏接现象发生。⑧所有幼儿离园后,检查班级设施、设备等。	②检查幼儿是否有尿湿裤子、弄湿袖子的情况,及时帮助幼儿更换和整理,并及时反馈给家长。③协助教师组织开展离园活动,使幼儿能够情绪稳定地离园。④接送幼儿时,协助教师关注未离园幼儿的安全。⑤所有幼儿离园后,协助教师检查班级设施、设备等。

案例 5-2

离园

情景1:离园时间到了,李老师和保育员张老师正有序地组织孩子们离开幼儿园,家长们排着队在门口一个一个地接孩子。小明的爸爸来接小明,李老师告诉小明的爸爸,小明已经被一位自称是小明奶奶的人接走了,小明的爸爸连忙和家里人联系,发现小明的奶奶根本没有来接孩子……

情景2:离园时间到了,李老师和保育员张老师正组织家长有序接孩子。东东像往常一样在座位上等待,因为他的父母都在外地,家里爷爷奶奶不会骑车,每次都要走很远的路才能到,所以他几乎每天都要等很长时间。老师在送完其他幼儿后就去忙着收拾整理东西,只顺口提了一句让东东坐着等待。东东突然看到门口有一只流浪狗,好奇地跑过去想看看小狗,结果被小狗一口咬在腿上……

请结合案例分析：

1.离园活动中,教师和保育员的职责是什么？在突发情况下,教师与保育员应如何应对？

2.离园活动中的安全教育应从哪些方面加强？

分析

1.幼儿园必须建立离园接送制度,教师要认真辨别接送人员。如临时有陌生人来接,教师一定要用电话等可信的方式及时与家长沟通,了解情况,保证接送安全,避免错接、漏接现象的发生。

2.离园过程中,两名教师要分工合作,一位接待家长,一位组织好幼儿,教师要时刻留意幼儿的动态。如有突发情况,一定要和另一位教师进行交接,说明情况,请另一名教师加强对幼儿的管理。

3.教师可以安排未及时离园的幼儿看书、玩玩具等,让幼儿在等待过程中有事可做。教师的视线不能脱离幼儿活动范围,并及时提醒幼儿注意活动安全。

4.对于留守儿童的管理,教师应该给予更多的关注和照顾。

二、乡村幼儿园生活活动组织案例

我们根据幼儿园实际情况以及教师在一日活动组织过程中总结的经验,整理了几个组织案例供参考：

(一)餐后散步

1.目的与意义

在幼儿园,餐后散步是衔接午餐和午睡的中间环节。餐后散步能消除疲劳、放松身心,促进胃肠蠕动,提高消化能力,为幼儿轻松愉悦地午睡奠定了良好的基础,并减少了午睡环节的安全隐患,避免因饱腹及口中留存食物而造成安全事故。同时,在餐后散步中,幼儿与环境亲密互动,在与环境的互动过程中,开拓了幼儿的视野,培养了幼儿的观察能力、想象力、记忆力,发展了幼儿的口语表达能力。

2.组织要领

餐后散步要建立良好的常规,避免幼儿在餐后进行剧烈的运动或大声喧闹引起情绪亢奋。合理规划时间安排。进餐活动中,各个幼儿的进餐速度不同,教师要根据幼儿的进餐情况灵活组织餐后的散步活动。例如,散步活动应在大多数幼儿进餐完毕之后进行。

餐后散步时要注意观察幼儿的咀嚼情况,幼儿未咽尽食物不能参加餐后散步活动。在组织幼儿散步时,教师应牵着第一个幼儿,面对幼儿倒着走,便于观察所有幼儿的情况,进行必要的引导和督促,避免安全隐患。

餐后散步活动应凸显游戏性,激发幼儿参与的兴趣与主动性。例如,组织幼儿排队时可以这样引导:要去散步了,快快坐上我的小火车!

餐后散步活动应因地制宜,结合幼儿园的自然环境开展各类观察活动,引导幼儿关注大自然,鼓励幼儿大胆探索,愿意表达自己的所思所想。例如,引导幼儿观察幼儿园四季的变化,观察植物的种类、外形特征等。(见图5-1、图5-2)

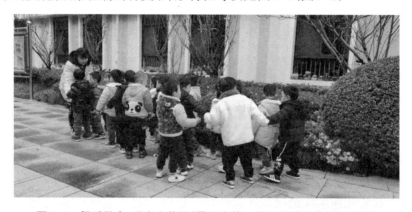

图5-1　餐后散步,观察小花园(昆明市第一幼儿园湾流海校区供图)

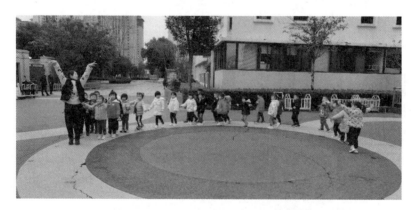

图5-2　餐后散步,学小鸟飞(昆明市第一幼儿园湾流海校区供图)

(二)睡前三个故事

1.目的和意义

帮助幼儿养成有序进行睡前的生活活动,良好的入睡习惯,有效提高幼儿入睡速度、入睡率及睡眠质量。

2.组织要领

第一个故事:幼儿将衣服、鞋放好(衣服折叠整齐放入篮子,鞋子鞋头朝前)。

第二个故事:幼儿全部睡好。主班教师负责帮助幼儿盖好被子,配班教师负责到厨房抬老师中餐,生活教师负责教室、盥洗室的卫生工作。

第三个故事:音量放小,故事结束幼儿基本睡着。

(三)午睡巡视

1.目的和意义

落实幼儿午睡管理制度(见图5-3),从每个细节着手,力争使幼儿园的保教工作更合理、更规范、更人性化,切实提高幼儿园幼儿午睡管理的规范性和有效性,增强班级教师的安全意识,保障幼儿的身心健康成长。

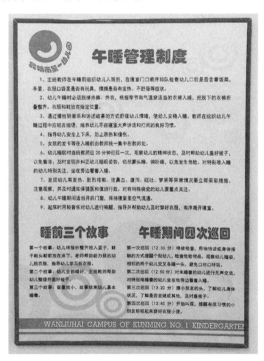

图5-3　午睡管理制度(昆明市第一幼儿园湾流海校区供图)

2.组织要领

第一次巡视:棉被检查(见图5-4),用悄悄话或身体接触的方式提醒个别幼儿,检查危险物品。观察幼儿睡姿,相邻的两个幼儿交叉各睡一头,避免口对口呼吸。

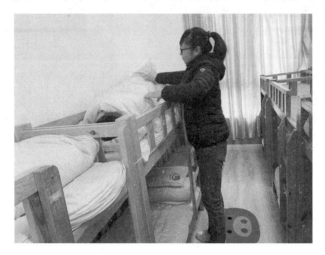

图5-4　午睡巡视盖被(昆明市第一幼儿园湾流海校区供图)

第二次巡视:对未睡着的幼儿进行无声交流。

第三次巡视:摸幼儿的头,了解幼儿身体状况。

第四次巡视:开始叫尿,提醒有尿习惯的幼儿轻轻起来穿好衣服小便。

(四)饮水

1.目的和意义

幼儿用口杯接水、饮水有助于小手肌肉和手眼协调能力的发展,最终促进幼儿精细动作的发展和脑的发育。幼儿体验独立饮水的过程,有助于幼儿逐步建立健康的生活方式。

我爱喝水活动
视频

2.组织要领

在室内组织饮水的学习过程中,教师除了直接用语言提醒和行动帮助,还可以利用简单的图示呈现接水的动作和过程,帮助幼儿理解,巩固和强化他们的正确行为和方法。

正确接水:右手拿口杯,左手四指并拢,用大拇指按开关,先接冷水再接热水,水温适中。

当幼儿学习在饮水机上接水时,可以将直观的流程图贴在饮水机旁,方便幼儿学习。(见图5-5—图5-7)

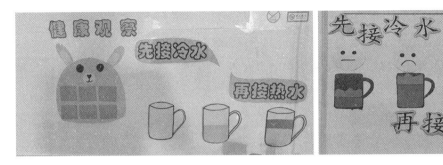

图5-5　接水示意图1(昆明市第一幼儿园湾流海校区供图)

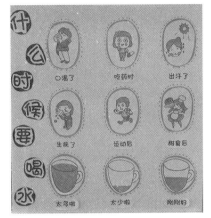

图5-6　接水示意图2(昆明市第一幼儿园
湾流海校区供图)

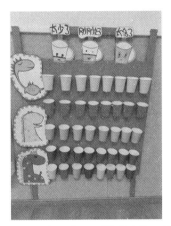

图5-7　接水示意图3(昆明市第一幼儿
园观云海校区供图)

幼儿园也应该设置户外饮水区域。例如,提供温水保温桶,或者幼儿自带户外小水壶,当幼儿在户外体育活动中口渴时,可以及时饮水。(见图5-8、图5-9)

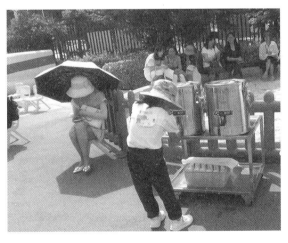

图5-8　户外活动时确保随渴随喝(昆明市第一幼儿园湾流海校区供图)

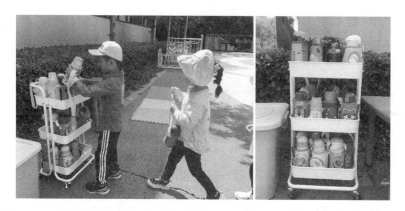

图5-9　户外活动时自带小水壶随时饮水(昆明市第一幼儿园湾流海校区供图)

(五)如厕

1.目的和意义

培养幼儿学会自己如厕,不仅能提高幼儿的生活自理能力,而且有助于促进幼儿精细动作的发展和脑的发育,促使幼儿社会化完成。

2.组织要领

教师可以使用语言提示、示范提示、手势提示,少量或者部分身体的帮助;也可以通过图示以及儿歌的方式,帮助幼儿养成良好的如厕习惯;还可在便池里适当位置贴上小花,提示幼儿如厕时把尿尿到小便池的中间。(见图5-10)

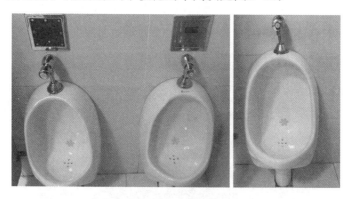

图5-10　制作便池小花

幼儿腹部容易受凉,要培养幼儿如厕后自主塞衣、整理着装的习惯。小班幼儿主要由教师帮忙。每次如厕后,教师要帮助幼儿塞好衣服。特别是小班上学期,天气较冷,教师一定要为幼儿做好腹部保暖工作。教师可通过图片、视频、现场展示等方式,教给幼儿正确塞衣的方法。

塞衣服示范视频

第三节
乡村幼儿园学习、游戏、体育锻炼活动的卫生保健

幼儿园倡导"一日生活即课程"的教育理念。在实施课程的同时,幼儿园也要注意卫生保健关键点,在注重幼儿全面发展的同时,也要关注幼儿在园各类活动中的健康要求。

一、乡村幼儿园学习活动的卫生保健

幼儿园的学习活动始终贯穿于幼儿的一日生活中,教师要注意各年龄段集中教育活动的时间:小班15—20分钟,中班20—25分钟,大班25—30分钟。不能让幼儿过度疲劳,要劳逸结合。以下是幼儿学习活动中的卫生保健建议:

(一)环境及设施

1.要注重环境卫生

活动室、寝室要干净整齐。注意物体表面的清洁,幼儿手能触碰到的地方,如柜子、玩具、门窗边等,要经常消毒擦拭。桌子要随用随擦,特别是在进餐前要用清水擦一遍,然后用消毒液擦,最后再用清水擦一遍。图书和不能用水清洗的玩教具可用紫外线消毒或放在阳光下暴晒。可以用水清洗的玩教具每周要清洗晾晒一次。

2.要注重活动室光线

为了保护好幼儿的视力,活动室光线要好,要明亮,特别是读书区,要设在靠窗的位置。

3.要注重室内通风

室内要有良好的通风,有条件的可以每天开窗通风,每天至少3次,每次不少于30分钟。

4.要注重环境安全

教师要保证幼儿学习和生活环境的安全性,不论在室内还是室外,都要先检查有无不安全的地方和东西,如检查活动场地、学习用具、通道是否有安全隐患。

5.要注重环境利用

充分利用周围环境,为幼儿提供可探索的操作材料,让幼儿有充足的动手机会,保障有质量的集中教育活动。

(二)幼儿发展需求

1.开展的活动要符合幼儿的年龄特点

参照《3—6岁儿童学习与发展指南》,遵循幼儿的学习特点,注重直接感知、实际操作和亲身体验。

2.动作发展方面

开展的活动可以包括走、跑、跳、钻、爬等,也可以通过剪纸、画画等形式,促进幼儿手眼协调能力的发展。

3.语言发展方面

多鼓励幼儿,多给幼儿提供倾听和交谈的机会,一起讨论感兴趣的话题,一起看书等。

4.注意力方面

利用一些新颖、形象鲜明的事物来引起幼儿的注意,有意注意和无意注意的活动交替进行,排除外来干扰。

5.思维方面

让幼儿多接触外界事物,开展多种多样的活动,使幼儿的思维具有一定的目的性、逻辑性。

6.情绪方面

保证幼儿充足的睡眠和营养,创造愉悦、轻松、融洽的学习氛围,避免让幼儿高度紧张。

二、乡村幼儿园游戏活动的卫生保健

幼儿园游戏活动是幼儿的基本活动。游戏是一种"重过程,轻结果"的活动,促进幼儿的身心健康发展,有着重要的价值和意义。以下是游戏活动中的卫生保健建议:

(一)环境与设施

1.注重游戏材料的安全和卫生

在活动前,教师要检查活动的场地,确保幼儿场地活动的安全。另外,幼儿摆弄的物品要选择安全的、卫生的。在玩具的选择上,不应选择含有有毒物质的玩具,也要注意收集到的玩具是否会划伤、刺伤幼儿。在收集、购买玩具时要注意玩具的牢固性、安全性。不要收集太小的玩具,以防幼儿吞咽下去。加强幼儿的安全教育,提高幼儿的自我保护能力。

2.利用自然资源收集丰富的材料

农村的自然资源是非常丰富的,比如麦秆、野花、草绳、沙土、木块、石头等。这些材料随手可得,都可以投放到幼儿的游戏当中。

3.利用场地开辟幼儿的活动场所

乡村活动场地较大,除了室内,还可以充分利用户外的资源开展各种活动。

4.利用民间游戏丰富幼儿的游戏内容

可以利用乡村资源,让幼儿模仿生活中的场景以及民间游戏,开展丰富多彩的游戏活动。

案例5-3

小医院

在一次区域游戏中,角色区的幼儿正在玩"小医院"的游戏。区域环境创设非常丰富,有挂号处、收费处、药房等,药房里摆放着各式各样的药瓶……小医生认真地摸摸病人的额头,又用听诊器听听病人的肚子,然后点点头,在小本子上写写画画,说:"你就是肠胃炎,吃点药就好了,去药房拿药吧。"病人起身去药房拿药。园长刚好看到游戏过程,随手在众多药品中拿起一瓶,拧开瓶盖,发现药瓶中居然还有残留的粉末,马上让带班老师撤下全部药瓶。

请结合案例分析:

教师在收集活动材料时重点要考虑哪些因素?

━━━━━━━━━━━━━ **分析** ━━━━━━━━━━━━━

幼儿需要在摆弄材料中获得知识经验，越小的幼儿越需要这种体验，而教师和家长要提供一些操作性强且安全、环保的材料供幼儿玩耍。教师在通知家长提供游戏材料的时候要提出安全和卫生要求，以保证幼儿操作的材料安全卫生。

(二)幼儿发展需求

第一，教师在选择玩具时，应根据幼儿的年龄特点和个体差异。

第二，教师要有创设游戏材料和环境的能力，要有与幼儿沟通、引导的能力，要有鼓励幼儿主动探索的能力。

第三，教师要重视幼儿自由、自主、自发地游戏，要相信幼儿能做到。教师的介入和指导，要有时效性、适时性，不能干预幼儿的游戏。

第四，要建立适宜的行为规则。幼儿玩完玩具后，教师可以和幼儿一起分类整理，摆好玩具。

三、乡村幼儿园体育锻炼活动的卫生保健

幼儿园体育锻炼活动的开展应遵循《幼儿园工作规程》《幼儿园教育指导纲要(试行)》《3—6岁儿童学习与发展指南》的相关要求，遵循幼儿身心发展规律，切实保障幼儿安全。教师要了解和掌握幼儿参与运动活动的方式和特点，培养幼儿参加运动活动的兴趣和习惯，开展丰富多彩的锻炼活动。幼儿园体育锻炼活动的开展应该遵循安全性、科学性、层次性、趣味性、渐进性、适量适宜性、动静交替性、全面平衡性和经常性的原则，做到保时、保质、保量。提出以下建议：

(一)体育活动的组织和实施建议

第一，教师以培养幼儿运动的兴趣和态度、促进幼儿动作发展为目标，根据幼儿年龄特点和运动的卫生常识，有目的、有计划地组织形式多样的晨练、体育游戏活动、器械活动和户外游戏活动。

第二，保证每天2小时户外活动时间，并分段进行。活动时要注意高密度、低强度，每次时间不宜过长，循序渐进，并根据幼儿个体差异调节活动内容与活动量。确

保幼儿在运动活动中的安全,严禁任何有损幼儿身体的比赛、表演、训练等。

第三,科学组织幼儿的运动活动,注重运动卫生,关注幼儿的运动量。建议低强度运动中幼儿心率为130—150次/分,中等强度运动中幼儿心率为150—170次/分,高强度运动中幼儿心率为170—190次/分。

以间隔跳游戏为例,可以将游戏分为四个阶段,分别是准备活动(动员阶段)、热身运动(稳定阶段)、竞争比赛(疲劳阶段)、结束点评(恢复阶段)。准备活动主要以关节活动为主,穿插肌肉拉伸运动,心率在130—150次/分、时间在2—3分钟为宜。热身运动为间隔跳动作练习,主要以下肢跳跃动作为主,心率在150—170次/分、时间在2—3分钟为宜。竞争比赛为游戏高潮部分,幼儿借助沙包进行间隔跳接力比赛或情景游戏,心率在170—190次/分、时间在10—15分钟为宜。随后进入恢复阶段。

案例5-4

体能大循环

户外运动时,教师设置了体能循环游戏,游戏顺序是:20米快速跑—匍匐爬—跳绳—钻圈—攀爬—平衡木行走—布袋跳,幼儿们依次完成以上体能游戏并进行循环游戏。当老师介绍完游戏规则时,孩子们已经排好队,迫不及待地想投入到游戏中。突然,例行巡视教学活动组织的教研组长叫停了这次游戏,老师非常纳闷,不知是哪里出现了问题。

请结合案例分析:

1.进行体能循环游戏时,教师应如何考虑每项运动动作的衔接?

2.在设置游戏场地时,教师应注意什么?

分析

教师在设置体能循环游戏时,要注意运动游戏设置的动静搭配是否科学。不可在奔跑后立即转入匍匐爬,要注意运动时幼儿心脏的耐受能力,应循序渐进,从小动作的练习逐步过渡到大动作的练习。在设置循环游戏时,教师要注意场地布置的安全性,运动场地要宽敞平坦。教师在幼儿进行运动游戏时,要时刻观察场地中是否有妨碍幼儿运动的物体,若有,要即刻清理保证幼儿运动安全。教师要定点定位,观察、指导幼儿运动时的动作,确保游戏能促进每个幼儿运动能力的发展。

(二)体育活动过程中的卫生保健建议

1.活动准备中的卫生保健

运动前要如厕、饮水,做好运动前的服饰准备,检查衣服、鞋子是否穿好。进行热身运动,激发幼儿运动的积极情绪。

2.活动中的卫生保健

教师要适时进行调控。如果幼儿太兴奋,就组织做一些安静的游戏,降低幼儿的兴奋度。控制幼儿的活动量。教师要随机应变地处置突发安全事件。发生意外事故时,教师、保健医生要及时妥善处理,并与家长取得联系。

3.运动器械准备中的卫生保健

教师在组织活动前要对运动器械进行检查,确保安全;分析研究各种运动器械适宜什么年龄段的幼儿,哪些可以训练幼儿的八大基本动作。

4.活动后的卫生保健

按要求有序取放活动器械,避免伤害幼儿的事件发生,确保器械摆放安全。

案例5-5

飞飞

大班的飞飞在户外自由活动时,看见了高高的汽油桶,于是自己想办法爬了上去,并从上往下跳了下来。飞飞"成功"了,引起了周围小朋友们的欢呼。于是,小朋友们都跟着飞飞去找户外场地中的高处,尝试从高处往下跳。老师看见小朋友们积极而快乐地游戏着,认为这是孩子们的自主游戏,不用干预。保健医生看见后,马上叫停游戏。

请结合案例分析:

1.从高处往下跳,这样的游戏适合大班年龄段的孩子吗?

2.每个年龄段的孩子从高处往下跳的安全高度范围是多少?

3.教师在幼儿进行户外活动时,要提供怎样的保护措施才能够避免安全事故的发生?

4.在幼儿进行户外活动时,教师应做怎样的指导?

分析

《3—6岁儿童学习与发展指南》指出,幼儿要具备基本的安全知识和自我保护能力。幼儿在进行户外活动时,对刺激的运动非常感兴趣,从高处往下跳是孩子们非常喜欢的游戏。但是幼儿正处于身体发育的关键期,所以教师应该注意提醒幼儿运动安全,不可以随意找到高处就尝试往下跳。设置适宜的从高处往下跳的游戏,可以促进幼儿的运动能力与平衡能力,建议小班幼儿可以尝试离地10—15厘米、中班15—25厘米、大班25—35厘米的高度往下跳。其间,教师要指导幼儿往下跳的动作,同时布置地垫进行保护;还要注意幼儿的个体差异,不要勉强不能或不愿意尝试的幼儿。教师在幼儿进行户外活动时,要密切关注幼儿的活动安全,提醒幼儿不做危险的游戏,帮助幼儿选择有价值的游戏。

总而言之,幼儿园各类活动的组织和实施,都应该在确保发展性、有效性的基础上做到准确、安全。

思考练习

1.结合你所在乡村幼儿园实际,谈谈生活活动中的卫生保健工作应该如何开展。

2.结合你所在乡村幼儿园实际,谈谈开展学习、游戏、体育锻炼活动时应注意哪些卫生保健要求。

第六章
乡村幼儿园的安全与急救

◇ **学习目标**

◎掌握乡村幼儿园安全管理要点。

◎了解不同年龄段幼儿的安全教育。

◎知道如何处理常见意外伤害。

◆ **思维导图**

```
                              ┌── 乡村幼儿园的安全管理
            ┌─ 乡村幼儿园的安全 ─┤
            │   管理与安全教育   └── 乡村幼儿园的安全教育
乡村幼儿园的 │
安全与急救  ─┤
            │                  ┌── 乡村幼儿园常见的意外伤害
            └─ 乡村幼儿园常见的  ┤    及其发生的原因和处理办法
                意外伤害与急救   └── 常用的急救技术
```

　　午睡起床时,毛弟的半边脸已经红肿甚至五官变形,保健员李老师初步判断为皮肤过敏。带班的张老师仔细回忆毛弟入园以后到午睡的各个环节,并没有发现任何异常。到底是什么原因呢? 原来是保育员孙老师在给睡室开窗通风时,发现房顶有一只毛毛虫,在用棍子处理的过程中,毛毛虫掉落在毛弟的小床上。

　　1.保育员发现安全隐患时做到了及时处理,处理的方法是否正确?

　　2.班级安全管理工作,保教如何配合?

　　3.幼儿园各年龄段儿童的安全教育应包括哪些内容?

第一节
乡村幼儿园的安全管理与安全教育

《幼儿园教育指导纲要(试行)》明确指出:幼儿园必须把保护幼儿的生命和促进幼儿的健康放在工作的首位。幼儿正处于快速生长发育时期,年龄小、意识差、可塑性强,在园活动、学习、休息期间,幼儿的生命保护尤显重要。《幼儿园教师专业标准(试行)》也指出:有效保护幼儿,及时处理幼儿的常见事故,危险情况优先救护幼儿。

幼儿园的安全管理,关乎每一个幼小生命的健康成长和每一个家庭的幸福,同时也是幼儿园实施教育的重要保障。

一、乡村幼儿园的安全管理

《幼儿园工作规程》提出:幼儿园应当严格执行国家和地方幼儿园安全管理的相关规定,建立健全门卫、房屋、设备、消防、交通、食品、药物、幼儿接送交接、活动组织和幼儿就寝值守等安全防护和检查制度,建立安全责任制和应急预案。幼儿园应根据自身的设施设备条件和幼儿园人员配备实际情况,制订本园的安全管理方案,明确各部门责任,让全园各级人员清楚各岗位人员分工,明确责任,建立网格化管理体系。

(一)安全隐患重在排查

在幼儿园里,安全隐患主要指幼儿园内部存在的一切威胁幼儿安全的潜在因素。安全隐患排查是幼儿园安全工作的重点环节,及时有效地排查、整改,有助于从源头上避免安全事故的发生。

案例6-1

花花摔跤了

小朋友们排队向户外活动场地走去,杨老师在队伍最前面,孙老师在队伍最后面,走在队伍中间的花花在拐角处摔了一跤,而花花摔跤的位置刚好是监控盲区。当全班小朋友都到了户外活动场地时,老师发现花花捂着嘴巴——那一跤把刚换了乳牙的门牙摔断了。杨老师该如何了解花花摔跤的过程?如何与家长沟通?

分析

幼儿园的安全防范技术还需更加完善。虽然幼儿园室内外基本实现电子监控全覆盖是目标,但在有些幼儿园中,仍存在监控盲区。两位教师组织幼儿活动时,队伍较长一段距离不在教师视线范围内。在幼儿园监控设施不全的条件下,教师具体的定点站位安排,应列入班级管理细则中。

幼儿园可以根据园所实际条件,召开班级周会或班组会,班级(班组)教师对一周内班级安全方面的隐患进行排查,并及时整改与维修。如:电源插座是否已经放在幼儿接触不到的地方,是否有标识,是否有线路老化的现象,若有问题须立即整改;室内桌椅和玩具有无安全隐患;幼儿情绪有无躁动、不稳定现象。

这里,我们主要针对乡村幼儿园教师班级管理中涉及的班级安全隐患,列出排查范畴,仅供参考。(见表6-1)

表6-1　安全排查分类一览表

类别	检查内容
设施安全	高处坠物、电源、消防、厨房、水电设备、门窗玻璃、楼梯、阳台、室内尖角、地面、户外玩具
接送安全	晨检、接送人(特殊家庭)、入离园交流、陌生人监管、交通工具
游戏安全	场地、用具学具、游戏设计(动静结合)
膳食安全	食品来源、食品加工、食品温度、食品取放、餐具消毒
午睡安全	睡前检查(服装配饰、身体表征)、午睡巡视
上下楼梯	教师看护、死角处理、常规要求

案例6-2

小珠子

　　小熙今天穿了一件漂亮的新毛衣,因为是城里姑妈买来的,她特别喜欢。午睡的时候,小熙忍不住用手摸毛衣上的塑料珍珠,"珍珠"掉了下来。这时,孙老师督促小朋友们安静午睡,小熙一着急,将珍珠塞进自己的鼻孔,就睡觉了。起床的时候,小熙告诉孙老师,自己鼻子里有珠子,孙老师只是粗略地看了小熙的鼻孔,未见"珍珠"。回到家后,小熙也只是告诉妈妈,自己鼻子里有珠子,妈妈也同样粗略地看了小熙的鼻孔,也未见"珍珠"。第二天,小熙告诉妈妈自己鼻子不舒服,妈妈仔细检查后,终于发现了那颗"珍珠"。

　　孙老师和妈妈为什么都没有看见"珍珠"呢? 第二天,妈妈为什么又发现了"珍珠"? 幼儿园里的意外伤害,可能会出现不是即时可视的伤害后果,安全隐患的排查尤为重要。案例中小熙的毛衣就存在安全隐患。教师更关注幼儿生活中常见的豆子、石子等,容易忽视幼儿衣着饰品存在的安全隐患,而幼儿也缺乏这方面的生活经验。幼儿向教师表述非日常内容时,教师应仔细询问原因,了解事故发生经过,才能保障伤害最小化。

　　幼儿园教师作为幼儿安全教育的主要授课者和引导者,如果自身安全意识不够,缺乏对安全隐患的防范能力,那么在应对安全问题时,就无法有效规避事故的发生。教师要在安全知识业务学习和教育教学实践中不断地学习和掌握与幼儿安全相关的幼儿园一日教学和生活活动中的安全规定,以及各种基本的安全知识。例如,严格执行除幼儿园工作人员外,其他人一概不能进入幼儿班级的规定;家长安排接送幼儿的人员要在幼儿园备案;教师要严格按照相关使用规定使用班级中的各种电器;不能随便将药物带进班级;幼儿食用的饭菜进入班级要有专人看管;开展户外活动时在出园和归园时要清点幼儿人数;不将带刺的植物放在自然角;等等。

案例6-3

不速之客

幼儿园隔壁是一块民房空地,空地上种植着蔬菜及果树等。户外游戏活动时,豆子在地上看到一只受伤的蜜蜂,很是好奇,随手拾起旁边掉落的小树枝对着蜜蜂"倒腾"。因为蜜蜂的翅膀已经受损,此时,这只小蜜蜂已经不能"动弹",只能"无奈"地接受豆子的"问好"。豆子用小树枝确认了小蜜蜂没有"攻击"能力了,便大胆地扔掉小树枝,直接用手与小蜜蜂"亲密接触",结果就被蜜蜂蜇了,大哭起来。

分析

安全隐患的排查,除了要考虑园所内可知可见的地方,还要考虑幼儿园周边环境可能会造成安全事故的环境因素,幼儿在园的活动范围和区域虽然在教师的计划之内,但还是存在不可控因素。对幼儿安全意识的培养,是在活动中逐渐建立起来的。只有建立了安全意识,教师才能在教育教学活动中引导幼儿掌握和学习运用一些基本的安全技能。同时,还需要家长普及一些生活中的安全防护知识,进而由班级活动带动家长,通过家庭教育的方式,让小朋友们掌握安全知识。

蜜蜂蜇伤应急处
理视频

幼儿正处于快速生长发育期,年龄小、安全意识差、可塑性强,在幼儿园的活动、游戏、休息期间,幼儿的安全保护就显得尤为重要。幼儿教师需要树立安全意识,将幼儿的安全管理放在班级工作的首位,以做好班级日常的安全管理工作。

(二)完善制度,渗透在班级日常管理各个环节

1.班级是幼儿园实施安全教育活动的场所

幼儿的大部分活动在班级内进行,幼儿最重要的学习、生活环境就是各个班级的活动室、盥洗室、睡室。幼儿园班级的安全管理工作,无论是安全教育活动,还是具体的安全实践活动,以及班级安全常规的养成,都需要班级教师来主导完成。因此,教师具备相关的安全基本知识是做好安全管理工作的基本前提。

2.明确班级一日活动中的安全工作任务,是完善幼儿园安全管理制度的基本

各幼儿园根据实际情况,可以按年级组或班组拟定班级一日管理细则,落实到具体的人,确定到具体的点。以下梳理了班级一日活动的几个主要环节中的安全管理要求,供大家参考。(见表6-2)

表6-2 班级一日活动安全管理要求

环节	主班	备注	配班	备注
晨检接待	①二次晨检。②家长亲自将幼儿送到教师手中,严格遵守幼儿园入园制度。	①观察幼儿精神状态。②检查幼儿着装是否有尖锐的配饰,是否方便幼儿运动,衣裤兜内或背包内是否有异物。③避免因家长和教师的交接空当,出现幼儿未入园家长就离开的情况。	①开窗通风。②消毒桌椅。	①给幼儿提供有清新空气的活动场地,避免因空气不流通造成缺氧等情况。②尽可能清除桌椅细菌,避免个别卫生习惯未养成的幼儿被感染。
一日饮食	①餐前活动:观察幼儿的精神状态。②餐中指导:指导幼儿安全就餐的方法。③餐后散步:半小时内不做剧烈运动。	①餐前活动:关注幼儿食物的摄入量。②餐中指导:避免幼儿因玩弄餐具造成身体伤害。③餐后散步:避免幼儿口中有未嚼干净的饭菜。	①热汤、热饭等放置在安全位置。②检查饭菜温度及饭菜质量,禁止从幼儿头顶、身体上方传饭菜。③观察是否有进餐慢或有异常的幼儿。	①避免因饭菜、汤摆放不稳烫伤幼儿。②避免因值日生操作失误导致同伴被饭菜烫伤。③避免因饭菜、汤温度过高引起的烫伤。
喝水	①指导幼儿学会判断水温。②接水顺序:先接冷水,再接热水。	①避免幼儿先接热水,口杯传热易导致被子掉落,烫伤幼儿。②避免因水洒落在地上导致幼儿摔倒。	①检查口杯温度(消毒后)。②饮水机旁应有教师指导。	①避免口杯因消毒后温度过高而烫伤幼儿。②避免饮水机处无教师指导而导致幼儿烫伤、滑倒等。
一日盥洗	①组织洗手(七步法)②指导幼儿有序排队。	①避免拥挤。②避免摔倒、踩踏。	①保持地面干净卫生。②检查清洁、消毒用具用品是否摆放在安全位置。	避免因地滑引发摔倒、踩踏等

续表

环节	主班	备注	配班	备注
集体活动	①检查教具,及时清理不利于幼儿活动的物品及有安全隐患的物品。②检查活动场地布置是否符合当日教学内容。③提醒幼儿保持正确的坐姿、站姿。	①避免因使用学具不当而引起的伤害,如戳伤、刮伤等。②避免因场地选择不适宜而导致幼儿在活动中受到伤害。	①清点幼儿人数。②观察幼儿精神状态及当日身体不适的幼儿。	①避免幼儿因不在班级教室而引起的伤害。②避免因教师未及时发现而造成的伤害,如高烧、惊厥、抽搐等。
户外活动	①重视热身运动与活动主题的联系。②培养幼儿运动中的自我保护意识。③关注运动量是否合理。④不允许幼儿独自离开活动区域。	①避免因准备活动不当或不够引起的运动伤害。②避免运动量超出幼儿身体负荷而导致晕厥等。	①检查场地、器械。②检查幼儿着装是否符合当日活动内容。③活动结束后,检查幼儿嘴里、手里、口袋里是否有异物。	①避免因场地安全而造成幼儿的身体伤害,如摔伤等。②避免因着装不当而造成的伤害。③避免异物对幼儿身体造成的伤害。
区域活动	①指导幼儿正确操作材料,不把小物件置于口、鼻、耳中。②定点观察、定点指导。	①避免幼儿因未将区域活动材料放置在指定位置而造成的伤害,如吞食等。②避免幼儿因擅自离开区域活动场地而引起的伤害。	①管理好电源、热水。②排查幼儿操作用具是否存在安全隐患。	①避免幼儿碰触插座。②避免幼儿因为使用操作工具而受伤。
午睡	①检查幼儿口腔内是否有残余饭菜。②纠正不正确的睡姿。③关注有病史的特殊幼儿。④20分钟巡视检查一遍。	①避免因含在口中的饭菜导致幼儿窒息。②避免因被褥遮盖导致呼吸困难。③避免幼儿在出现突发身体反应时,教师未能及时处理。	①对寝室安全进行检查。②进行午检。③整理床铺。 午检活动视频	①避免幼儿因睡姿不正确而导致身体受到伤害。②避免幼儿因摆玩带入睡室的小物件而造成的身体伤害。

环节	主班	备注	配班	备注
过渡环节	关注个别幼儿(登爬桌椅、门窗等)	避免幼儿因随意攀爬桌椅等而导致自己摔伤或小伙伴受伤	关注个别有需求的幼儿(喝水、如厕、洗手)	避免幼儿摔伤、滑倒等
离园	①组织幼儿安静等待,观察幼儿精神状态及当日身体是否有不适。②教师亲自将幼儿送到家长手中,严格遵守幼儿园的离园制度。	①发现幼儿有异常情况及时告知家长。②禁止幼儿擅自离开幼儿园。	①检查幼儿身上是否有异物。②清点幼儿人数。	①保证幼儿不从幼儿园带异物回家。②避免幼儿因不遵守班级管理而造成的身体伤害。

幼儿园安全工作十分琐碎。幼儿园应在开展安全工作的过程中,建立起一套科学、规范的安全隐患管理模式,通过科学的方法与途径识别出潜在安全隐患,从源头上排除各类危险源。

二、乡村幼儿园的安全教育

(一)安全应急处理和安全应急演练

1.安全应急处理

幼儿生长发育未完善,安全防范知识不强,缺乏自我保护能力。幼儿园可以进行一些相关培训,以提高教师对事故的预见能力和安全应急处理能力。

案例6-4

惊厥

小二班生活活动时间,小朋友自己取口杯接水喝。强强坐在椅子上突然摔倒在地并抽搐,张老师(保育员)按压强强人中,李老师(教师)急忙跑去园长室。小二班的其他小朋友谁来组织管理? 小朋友们在这样的场景中会有怎样的反应?

分析

幼儿安全管理和教育的第一实施者是各个班级教师,是幼儿的直接守护者。班级教师应该履行好自己的安全职责,为幼儿创造一个良好的班级安全环境。意外是在无意识、无准备中发生的,两位教师在处理发生惊厥的强强时,班级中的其他孩子由谁照顾? 教师要对幼儿开展基本的安全常识教育,通过学习、游戏、生活活动,让幼儿对安全问题有初步认知。幼儿的安全不仅需要教师具备丰富的安全知识和执行安全规定的意识,也需要幼儿自身具备一定的安全常识。班级教师要始终树立"安全第一,健康第一"的安全理念。

2.安全应急演练

《3—6岁儿童学习与发展指南》指出:具备基本的安全知识和自我保护能力。《幼儿园工作规程》中也指出:幼儿园教职工必须具有安全意识,掌握基本急救常识和防范、避险、逃生、自救的基本方法,在紧急情况下应当优先保护幼儿的人身安全。幼儿园应当把安全教育融入一日生活,并定期组织开展多种形式的安全教育和事故预防演练。幼儿安全应急演练是幼儿园一项重要的安全工作,幼儿园应定期进行火灾、地震等演习;也可将相关安全知识融入常规教学活动,如教师可以给幼儿展示自然灾害的影像资料,并给他们介绍相关的避险知识,使幼儿具备基本的安全知识和自我保护能力。在安全应急演练的过程中,可以对应急预案中存在的问题进行纠错验证,检验预案的可行性以及应急反应的准备情况。

(二)安全教育内容

1.选择符合幼儿年龄特点的内容

教师在设计安全教育内容时,要结合幼儿认知发展特征,选取适宜的教育内容和方法。小班幼儿的思维能力和动手操作水平较低,教师可以通过参观法引导幼儿进行直观感知和体验;中班幼儿语言表达能力有所提高,教师可以选择讲解法、问答法;大班幼儿思维能力显著提升,教师可以选取案例分析法和探究法。

案例6-5

食品袋上的数字

小班教师通过图片引导幼儿发现：各种食品袋上有印上去的数字。然后，教师介绍这些数字的含义，如食品制作的时间、食品保质期等。但在自由操作环节，孩子们更关注的是食品的种类和包装，对食品袋上的数字并不感兴趣。

分析

教师将食品袋上的数字作为教学的切入点，以引起幼儿的兴趣，教授幼儿食品安全内容，但孩子们的兴趣点却落在食品的种类和包装上。这是因为这个教学内容更适合大班年龄段的幼儿发展水平。幼儿安全教育内容的设计应基于《幼儿园教育指导纲要(试行)》和《3—6岁儿童学习与发展指南》，符合幼儿年龄发展水平。

2.以《3—6岁儿童学习与发展指南》为依据，因地制宜，因需而定

教师在教学中可通过各种形式对幼儿开展安全常识教育，使幼儿掌握相应的安全常识，并在学习和生活活动中运用这些安全常识去化解遇到的安全问题。比如，由于幼儿好动，有时会造成身体伤害，教师可以向幼儿介绍剧烈运动会给身体造成哪些伤害，让幼儿学会适量运动；要教会幼儿天气冷时要注意增加衣服，而天气热时要少穿衣服；要向幼儿说明人体五官的重要性，让他们知道抠鼻子、挠耳朵会对这些器官造成伤害；特别在乡村幼儿园，教师有必要让幼儿学会自我保护的方法，如不去河边、施工工地、公路边等有安全隐患的地方玩耍，不随便跟陌生人走，不随便吃陌生人给的东西；要教会幼儿在玩游戏时要遵守游戏规则，掌握一些交通规则、公共规则等。

在设计安全教育内容时，教师应以《3—6岁儿童学习与发展指南》为依据，根据幼儿园实际情况，按照小、中、大班不同年龄段幼儿的需要，设计安全教育内容。

拓展学习6-1

以小班——"危险的事我不做",中班——"我可以这样做",大班——"我要这样做"为主题设计的安全教育内容,供大家参考。

表6-3—表6-6为3—4岁年龄段安全教育内容,以"危险的事我不做"为主题。

表6-3　3—4岁年龄段安全教育内容1

领域	目标	内容
健康	情绪安定愉快	哭闹的危险
	具有一定的适应能力	午睡时,我不能……
	具有一定的平衡能力,动作协调、灵敏	保护小脚丫
	具有一定的力量和耐力	保护手臂
	手的动作灵活协调	不玩笔,勺的危险,我会用剪刀
	具有良好的生活与卫生习惯	脏手与眼睛
	具有基本的生活自理能力	会划手的书
	具备基本的安全知识和自我保护能力	认识"陌生人",走丢了怎么办

表6-4　3—4岁年龄段安全教育内容2

领域	目标	内容
语言	认真听并能听懂常用语言	听懂常说的安全用语
	喜欢听故事,看图书	安全故事一起听
	具有初步的阅读理解能力	故事里的安全知多少

表6-5　3—4岁年龄段安全教育内容3

领域	目标	内容
社会	与同伴友好相处	争抢玩具危险多
	尊重关心他人	药片不能碰
	适应并喜欢群体生活	危险的玩具我不要
	遵守基本的行为规范	公共场所不乱跑
	具有初步的归属感	我的家在哪里

表6-6　3—4岁年龄段安全教育内容4

领域	目标	内容
科学	亲近自然,喜欢探究	危险的小虫
	具有初步的探究能力	保护五官
	在探究中认识周围事物和现象	什么植物不能碰,不能生吃的食物

表6-7—表6-10为4—5岁年龄段安全教育内容,以"我可以这样做"为主题。

表6-7　4—5岁年龄段安全教育内容1

领域	目标	内容
健康	具有一定的平衡能力,动作协调、灵敏	运动鞋本领大
	具有一定的力量和耐力	爱护我的四肢
	手的动作灵活协调	筷子的危险,我会用剪刀
	具有良好的生活与卫生习惯	有害的蔬菜,小心开水,爱护眼睛
	具有基本的生活自理能力	拉链和纽扣
	具备基本的安全知识和自我保护能力	我发现的安全标志,回家的路

表6-8　4—5岁年龄段安全教育内容2

领域	目标	内容
语言	愿意讲话并能清楚地表达	我家在哪里,幼儿园怎么走
	具有文明的语言习惯	遇到陌生人怎么办
	喜欢听故事,看图书	标识本领大
	具有书面表达的愿望和初步技能	我来画标识——回家的路

表6-9　4—5岁年龄段安全教育内容3

领域	目标	内容
社会	具有自尊、自信、自主的表现	遇到危险怎么办
	关心尊重他人	有危险的职业
	喜欢并适应群体生活	不带危险的东西来幼儿园
	遵守基本的行为规范	游泳的危险,电要怎么用

表6-10　4—5岁年龄段安全教育内容4

领域	目标	内容
科学	亲近自然,喜欢探究	怎么玩最安全
	具有初步的探究能力	危险的小动物
	在探究中认识周围事物和现象	发热的物品,牛奶会长大(保质期)

表6-11—表6-14为5—6岁年龄段安全教育内容,以"我要这样做"为主题。

表6-11　5—6岁年龄段安全教育内容1

领域	目标	内容
健康	具有一定的适应能力	晕车、晕船、晕机怎么办
	具有一定的平衡能力,动作协调、灵敏	会躲避,爱护手指这样做
	具有一定的力量和耐力	骨折是什么
	手的动作灵活协调	剪刀的危险,劳动工具我会用
	具有良好的生活与卫生习惯	咬到舌头怎么办,开水烫到这样做
	具有基本的生活自理能力	鞋带的危险
	具备基本的安全知识和自我保护能力	交通安全我知道,地震了怎么办,火灾的逃生方法,小心插座

表6-12　5—6岁年龄段安全教育内容2

领域	目标	内容
语言	愿意讲话并能清楚地表达	报警电话我会打
	喜欢听故事,看图书	安全符号我知道
	具有口头表达的愿望和初步技能	安全故事我来讲
	具有书面表达的愿望和初步技能	安全手册我来做

表6-13　5—6岁年龄段安全教育内容3

领域	目标	内容
社会	与同伴友好相处	发生冲突怎么办
	具有自尊、自信、自主的表现	反恐防暴我知道,我是安全小卫士
	尊重关心他人	不伤害同伴

续表

领域	目标	内容
社会	适应并喜欢群体生活	活动里的危险,危险的游戏我不玩
	遵守基本的行为规范	遵守规则保护自己
	具有初步的归属感	什么是"和平"

表6-14　5—6岁年龄段安全教育内容4

领域	目标	内容
科学	亲近自然,喜欢探究	草地里不安全,大自然里危险多,会咬人的"洞洞"
	具有初步的探究能力	危险的小动物,小实验安全知多少
	在探究中认识周围事物和现象	包装袋上的秘密

3.乡村幼儿心理安全教育

乡村幼儿园教师在做好社会安全教育(如交通安全、预防拐骗)、意外伤害教育(如防触电、防溺水)和卫生安全教育(如防止传染病、食品卫生)的同时,要重视幼儿的心理安全教育。特别是对于留守儿童,乡村幼儿园教师要做好幼儿心理安全建设的引导工作。

4.乡村幼儿性教育

乡村幼儿园教师应该针对幼儿的年龄特点开展性教育,提升幼儿对性别的认知,引导幼儿学会保护自己。

5.改变安全教育理念

过度规避风险的教育方式与实现幼儿健康发展的目标背道而驰。教师应逐步从过度规避风险向感知体验转变,积极引导幼儿在亲身体验、实践中获取安全知识,学习与自己生活经验贴近的防护技能,提高自我保护能力。安全教育在更多情况下属于防患于未然的预防教育。把"应急救护""事后教育"转变为以"预防"为主的安全教育。幼儿园可根据幼儿园实际情况,利用周边的地理环境,选择多样化的教育方式。如,在开展溺水安全教育时,可以将安全教育融入故事表演中;在开展防火、防震教育时,可以组织幼儿开展相关体育游戏。

第二节
乡村幼儿园常见的意外伤害与急救

发生意外伤害是不可避免的,对乡村幼儿园里常见的意外伤害种类、发生原因、处理办法有一定的了解,有助于乡村幼儿园能更好地对安全隐患进行排查,进而降低幼儿园意外伤害事故的发生率。

一、乡村幼儿园常见的意外伤害及其发生的原因和处理办法

(一)乡村幼儿园常见的意外伤害

幼儿园中常见的意外伤害主要有窒息、创伤、骨折、脱臼、烧烫伤、鼻出血、异物入体、食物中毒、惊厥、中暑等。

案例6-6

蒸鸡蛋惹的祸

午餐时间,刘老师如往常一样取来今天的午餐——蒸鸡蛋。班上能干的值日生磊磊正在"工作",分发着米饭给小朋友们。这时,崴崴抬着两碗米饭正往第三小组方向走去,一不留神绊了一下,碰到刚巧过来的刘老师,一盆蒸鸡蛋瞬间倾泻而下,部分蒸鸡蛋顺着崴崴的后脑勺到右手臂的路径留在了脖颈处,崴崴的脖颈处立马被烫起巴掌大的红印,小个小个的水泡也冒了出来。刘老师要怎样处理?

分析

　　意外伤害事故发生时,教师先要检查幼儿的伤口,询问孩子的伤痛情况,尽可能地安抚孩子的情绪,根据幼儿的实际情况做出及时、应急处理。在事故解决之后,幼儿园应当进行自我反省,找出事故发生的原因是什么,是哪个环节出了问题,谁又应该为这次事故负主要的责任。幼儿园以及教师应当针对此次事件及时采取补救措施,引以为戒,更加重视幼儿的安全与健康,相同的事件绝不能发生第二次！及时发现幼儿园中尚且存在的问题,将隐患扼杀在摇篮之中。

（二）乡村幼儿园常见的意外伤害发生的原因和处理办法

　　表6-15—表6-26列举了一些常见的意外伤害发生的原因和处理办法。

表6-15　窒息

类型	原因	处理办法
异物进入呼吸道	吸入豆子、花生米、纽扣、瓜子、别针、小玩具等	①去除病因。 ②异物最初进入气管可引起连续刺激性咳嗽,继而出现呼吸困难,应立即用力拍打后背,借助震动,使异物滑入左右其中一侧支气管内,争取抢救时间,迅速送往医院。 ③如果幼儿没法呼吸或突然停止哭泣,立刻使用背部叩击、腹部冲击或胸外按压的方式排出异物。推荐使用腹部冲击法,也就是海姆立克急救法(简称海式手法)。
内外科疾病	喉头水肿、梗阻,有外伤等	
其他	触电、溺水等	

表6-16 创伤

原因	处理办法
由钝性暴力引起,如皮下组织损伤,出现皮肤青紫、瘀血、血肿,有疼痛感或关节功能损伤,韧带损伤等现象	表皮血肿确无伤口者,可在24小时内冷敷,24小时后热敷
皮肤被粗糙物擦伤,引起表皮擦痕或略有出血;被针刺、碎玻璃划伤或小刀切割伤,伤口小且深,呈直线状	表皮擦伤,先用生理盐水冲洗伤口,再进行伤口消毒;伤口较深且出血多,应立即止血,可先用消毒纱布将局部包扎压迫止血,再送往医院缝合处理,途中抬高受伤部位

表6-17 骨折

原因	处理办法
直接或间接暴力,跌跤、坠落或病理性骨折(如佝偻病)引起的自发性骨折	①未经急救包扎不要轻易搬动伤者肢体,骨折处用木板固定,动作轻柔,然后送往医院。 ②开放性骨折可在伤口处覆盖消毒纱布,包扎伤口止血后再送往医院。 ③锁骨骨折可用"8"字形绷带固定后送往医院。

表6-18 脱臼

原因	处理办法
牵拉幼儿四肢时用力过猛,多发生于肩关节、肘关节及桡骨头半脱位	立即送往医院

表6-19 烧烫伤

原因	处理办法
皮肤接触沸水、蒸、热汤饭,引起局部或大面积组织损伤	①脱离烧烫伤源,在皮肤未出现水泡前立即用冷水冲或在冷水中浸泡烧烫伤部位。 ②烧烫伤部位衣服粘连皮肤的,要立即用冷水浸透衣服,剪开衣服。 ③烧烫伤面积较大的,不要随便涂药,可用消毒纱布包裹,送往医院。 ④强酸强碱灼伤,应先以清洁冷开水或1:2000高锰酸钾液冲洗后,送医院处理。

烫伤应急演练
视频

表6-20 鼻出血

原因	处理办法
摔跤、碰撞,缺乏维生素等	①立即将幼儿抱起,取坐位或半卧位。 ②用无菌棉球塞鼻压迫,再用手捏紧鼻翼。 ③用冷毛巾放前额冷敷。

表6-21 异物入体

原因	处理办法
花生米、豆类、纸团、棉球、小昆虫等进入鼻腔	刺激鼻黏膜,通过打喷嚏将异物排出
豆类、纽扣、珠子、昆虫等进入耳部	嘱儿童头歪向异物侧,单脚跳
灰尘、沙土、谷皮等进入眼睛	可用生理盐水冲洗眼睛或用无菌棉签拭去异物
骨刺、肉骨、核等进入咽喉	送医院
玻璃珠、别针、塑料小玩具等进入胃、食道	送医院

表6-22 食物中毒

原因	处理办法	
食物在加工、运输、贮存和销售过程中受到病原微生物(如沙门菌)、有毒的化学物质污染(如农药等)	立即送往医院	食物中毒应急演练视频

表6-23 火灾

原因	处理办法	
烟雾中毒	①沉着冷静,根据火势选择最佳自救方案。 ②防烟堵火。 ③设法脱离险境。 ④拨打火警电话119。	幼儿流鼻血的处理方法

表6-24 惊厥

原因	处理办法
高热、水电解质紊乱、先天性心脏病引起的脑缺氧等	①将幼儿移至安静环境中,让其侧卧,松开衣领,便于及时排除分泌物。将毛巾或手绢、纱布等拧成麻花状置于上下牙之间,防止舌咬伤。如果幼儿牙关紧闭,不能硬撬。 ②教师不要大声呼叫或用力摇晃、拍打幼儿,可轻按幼儿抽动的上下肢。要有专人守护,防止坠床的发生。 ③积极降温。若幼儿因高烧抽风,应采用冷敷、温水擦浴、酒精擦浴等方法降温,或口服退烧药。 ④辅助止痉处理。可重压人中穴,以减轻抽搐程度和缩短抽搐时间。 ⑤经过以上初步处理,要迅速将幼儿送至医院。

表6-25 中暑

原因	处理办法
高温、高湿	①将孩子转移到阴凉、通风或温度较低的环境。 ②口服淡盐水或含盐清凉饮料,还可服用藿香正气水。 ③可以采用冷敷(用冰袋冷敷双侧腋下、颈动脉处及腹股沟区等),也可以用冷水擦浴全身(胸部除外)。 ④必要时拨打120。

表6-26 异物刺伤

原因	处理办法
带刺的花草、木棍、竹棍,刀片、剪刀、铅笔等尖锐物品刺入儿童身体	如果只是表面刺入,如竹刺、木刺扎入皮肤,教师可帮幼儿取出。如果异物刺入身体较深,不能擅自拔出异物。如果异物造成眼睛外伤,应立刻前往医院

案例6-7

摔倒的"痛"

户外活动时间,小朋友们在玩揪尾巴的游戏。小军和然然一组,小军在极力追赶中,然然护着身后的"尾巴"努力躲避。没一会儿,然然因为体力消耗过大,左脚一软,摔倒在地上,导致肘部骨折。

分析

跌倒伤害的后果不可预见,轻则外皮擦伤,重则致残。幼儿园应制订针对跌倒伤害事故的应急预案和处理流程。跌倒是引起儿童非致命伤害和残疾的首要原因。在幼儿园的环境中,儿童跌倒率是比较高的。特别是乡村幼儿园特定的地理位置和生活环境。

跌倒的严重性一般与发生时的高度、伤害部位和伤害性质有关。常见伤害类型包括骨折,扭伤、拉伤或脱臼,割伤或其他开放性创伤,擦伤或浅表性创伤,脑震荡等。其中,肢体骨折和头部损伤最易发生。跌倒后的颅脑损伤、脊椎损伤以及骨折容易导致死亡或终身残疾。男童是儿童非故意伤害的高危人群。

拓展学习6-2

处理烫伤

第一步,冲。受伤后立即用凉水冲洗烫伤部位,然后浸泡在流动的凉水中20—30分钟(如果烫伤面积非常大,不宜超过20分钟)。这么做可以缓解疼痛,降低烫伤造成的损害。如果烫伤部位在脸上,就用冷水浸泡过的毛巾冷敷,毛巾要不断更换。注意不要用冰水浸泡,也不要挑破水泡。

第二步,脱。轻轻脱去受伤部位的衣服,如有必要可以直接用剪刀剪开。如果衣服粘在伤口上,千万不要用力撕扯衣服。

第三步,泡。用冷水将受伤部位泡起来,夏天还可在水里加点冰块。

第四步,盖。用一块无菌纱布轻轻盖住烫伤的部位。

第五步,送。在完成上述步骤后立刻送医。送医过程中须抬高受伤部位,并注意保暖,防止体温过低。

教师应具有高度的安全隐患排查意识。教师可以通过幼儿园安全工作会议和安全教育培训等,充分了解在园幼儿易发生的意外伤害事故,提高防范幼儿发生意外伤害的能力,掌握各种意外伤害急救措施。

案例6-8

流鼻血事件

夏季到了,天气干燥。大一班小朋友轩轩,平日很喜欢挖鼻孔,经常会把鼻子挖到流鼻血。一天,轩轩捂着鼻子跑向徐老师:"老师,我流鼻血了。"徐老师赶紧把轩轩拉到水池边,用冷水拍洗轩轩的额头和鼻子,同时让轩轩微微倾斜身子,张口呼吸,鼻血未能止住。徐老师一边继续操作一边对轩轩说:"以后不可以挖鼻孔了。"轩轩委屈地说:"老师,我没有挖鼻孔,是小杰的头撞到我的鼻子了。"原来,在户外活动的时候,小杰蹲在地上用小棍"逗"正在搬家的蚁群,轩轩刚凑过去,正巧小杰站起身来,小杰的后脑勺刚好撞到轩轩的鼻子。

请结合案例分析:老师的处理恰当吗?

二、常用的急救技术

在幼儿园的突发事件中,运用一些急救技术,可以保障幼儿生命安全、降低对幼儿的伤害程度。对于乡村幼儿园教师来说,因为交通和医疗设施的局限,急救作为一项技能,更有可能在关键时刻挽救幼儿的生命。

案例6-9

遗憾错过

一名幼童在托育机构吃饭时不慎被呛身亡。现场监控视频显示,孩子在吃饭的过程中突然向后仰去,当时看护老师正拿着手机挨桌拍摄视频,待拍到出事孩子那桌时,才发现情况不对,而此时距离孩子被呛已经过了40秒。

分析

安全无小事。每个园长、教师、家长都不希望孩子发生意外伤害,但不管保障多么到位、管理多么精细的幼儿园,都不可能完全避免意外伤害事故的发生。因此,作为儿童健康成长的守护者,园长、教师、家长了解和掌握必要的急救知识和技能,妥善处理意外伤害事故,显得尤为重要。

(一)海姆立克急救法

急性呼吸道异物堵塞在生活中并不少见。气道堵塞后患者无法呼吸,故可能因缺氧而死亡。美国医生海姆立克发明了海姆立克急救法,用于抢救因呼吸道而发生窒息的患者。这种急救法在全世界被广泛应用。

当儿童发生急性呼吸道异物堵塞时,教师应使患儿平卧、面向上,躺在坚硬的地面或床板上,教师跪下或立在其足侧;或者教师取坐位,并使患儿骑坐在教师的大腿上,背朝教师,教师用两手的中指和食指,放在患儿胸廓下和肚脐上的腹部,快速多次向上冲击压迫,直到异物排出。

(二)心肺复苏急救技术

人体心脏停止跳动4—6分钟后就会造成患者大脑和其他重要器官组织的不可逆损伤。在乡村,配备保健医生的幼儿园很少,大部分是教师转岗的保健员担任幼儿园保健工作。因此,建议每位教师学习并掌握心肺复苏急救技术。

具体步骤:

①判断现场环境是否安全,去除现场危险因素(如触电情况下应先切断电源),在没有危险的情况下进行施救,尽量减少对患儿的移动。

②可以通过轻拍双肩及呼喊的方式,判断幼儿有无意识和呼吸,呼救并寻求援助。

③翻转幼儿至仰卧平躺,解开外衣查看其胸廓有无呼吸起伏。若无起伏,立刻进行心肺复苏。

④两乳头连线中点为按压位置,右手掌跟紧贴按压位置,左手掌跟重叠于右手掌背,十指相扣,双臂伸直,上身前倾,竖直向下按压。

⑤按压深度为5厘米(乒乓球大小),按压频率为每分钟100—120次。

⑥畅通气道,双手扶患儿脸颊使其侧头,右手拇指压其舌头贴于下齿,左手食指抠出异物。

⑦打开气道,左手肘撑地,左手掌侧贴发际线向下压,右手食指和中指托下颚骨向上提,使患儿鼻孔朝天。

⑧捏住患儿鼻子,口包住其嘴向里吹气1秒钟,眼睛看其胸廓略有隆起即可。

⑨若患儿未恢复呼吸心跳,继续进行以上操作,直至医务人员到来。

儿童和成人心肺复苏的基本原则并没有明显区别,但是按压的深度与通气量与成人有所差异。首先,按压深度达到成人的1/3即可。其次,通气量儿童要少一些。最后,注意按压的力度不可过大,可以使用单手按压,要保护好患儿的颈椎。

总之,在幼儿园意外伤害发生之前,主要是通过降低引发意外伤害的因素来构建幼儿园意外伤害的防范机制。[①]这些因素主要包括幼儿园的环境设施,组织开展的教学与游戏活动,幼儿对意外伤害的认知及自我保护能力,教师对意外伤害的认知与救护技能,以及幼儿园安全管理等。

📝 **思考练习**

1.你所在的幼儿园是怎样开展安全教育的? 安全教育的内容有哪些?

2.你所在班级的安全管理措施有哪些?

3.你认为幼儿园教师有学习急救技术的必要吗? 如果有,需要学习哪些急救技术?

---

① 樊婷婷,梁小丽.近二十年来我国幼儿园意外伤害研究.宁波大学学报(教育科学版),2018,40(4):127-132.

参考文献

[1]朱家雄,汪乃铭,戈柔.学前儿童卫生学.上海:华东师范大学出版社,1999.

[2]李海芸,刘恋.学前儿童卫生与保健.南京:南京大学出版社,2018.

[3]郭鹏,孙艳环,荆国红,等.3—7岁农村儿童生长发育状况调查.青岛大学医学院学报,2000,36(3):221-222.

[4]云南省幼儿园保教工作指导手册.昆明:云南教育出版社,2015.

[5]国际卫生组织.伤害监测指南.段蕾蕾,译.北京:人民卫生出版社,2006.

[6]王春燕.幼儿园课程概论.北京:高等教育出版社,2007.

[7]李季湄,冯晓霞.《3—6岁儿童学习与发展指南》解读.北京:人民教育出版社,2013.

[8]王旋.学习共同体视域下乡村幼儿园教师急救水平发展对策.教育教学论坛,2020(43):369-370.

[9]杨凤香.幼儿园安全教育实效性研究.教育艺术,2020(2):41.

[10]玉为.幼儿园安全教育及幼儿安全事故的预防研究.课程教育研究(学法教法研究),2018(5):222-223.

[11]贺佳.当前社会背景下幼儿园伤害事故预防机制探究.成都:四川师范大学,2012.

[12]冯焰.幼儿伤害事故处置策略研究.上海:华东师范大学,2010.

[13]曾光,耿玉田,荆瑞巍,等.北京市儿童青少年伤害流行病学调查.中华流行病学杂志,2006,27(12):1024-1028.

[14]王惠珊.农村幼儿园卫生保健工作.北京:教育科学出版社,2015.

[15]任顺成.食品营养与卫生.2版.北京:中国轻工业出版社,2019.

[16]童梅仙.幼儿卫生保健.北京:科学普及出版社,2007.

[17]中华人民共和国教育部.幼儿园教育指导纲要(试行).北京:北京师范大学出版社,2001.

[18]石宝萍,袁春芬.幼儿园带量四季食谱.北京:中国农业出版社,2014.

[19]中国营养学会.中国居民营养膳食营养素参考摄入量速查手册.北京:中国标准出版社,2014.

[20]张徽.幼儿卫生与保健.上海:华东师范大学出版社,2014.

[21]郦燕君,贺永琴.幼儿卫生保健.北京:北京师范大学出版社,2012.

[22]于洋.学前儿童卫生与保健.开封:河南大学出版社,2018.

[23]王洪建.托幼机构卫生保健工作指南.济南:山东大学出版社,2018.

[24]冯敏玲.幼儿卫生保健.北京:中国人民大学出版社,2014.

[25]华炜.学前儿童心理健康教育.北京:中国人民大学出版社,2015.

[26]黄芳.课程视野下广州市幼儿园心理健康教育现状研究.广州:华南师范大学,2007.

[27]张兰香,潘秀萍.学前儿童卫生与保健.北京:北京师范大学出版社,2011.

[28]张蔚,张文新.攻击行为生理机制的研究进展.山东师范大学学报(自然科学版),2006(1):65-67.

[29]樊婷婷,梁小丽.近二十年来我国幼儿园意外伤害研究.宁波大学学报(教育科学版),2018,40(4):127-132.

[30]韩晓德.幼儿常见疾病的食养预防及调理.早期教育(教科研版),2017(9):37-40.

[31]闫碧莹.幼儿对传染病的认知及影响因素研究.兰州:西北师范大学,2021.

[32]叶平枝.学前卫生学.郑州:郑州大学出版社,2013.

[33]孙宏晶.小班幼儿焦虑情绪的表现特点及家园应对策略研究.大连:辽宁师范大学,2021.

[34]李长明,王凤兰.全国托幼机构保健医务人员岗位培训教材.北京:中国中医药出版社,1999.

附录

附录1：

中国7岁以下儿童生长发育参照标准

表1　7岁以下男童身高(长)标准值/厘米

年龄	月龄	−3SD	−2SD	−1SD	中位数	+1SD	+2SD	+3SD
出生	0	45.2	46.9	48.6	50.4	52.2	54.0	55.8
	1	48.7	50.7	52.7	54.8	56.9	59.0	61.2
	2	52.2	54.3	56.5	58.7	61.0	63.3	65.7
	3	55.3	57.5	59.7	62.0	64.3	66.6	69.0
	4	57.9	60.1	62.3	64.6	66.9	69.3	71.7
	5	59.9	62.1	64.4	66.7	69.1	71.5	73.9
	6	61.4	63.7	66.0	68.4	70.8	73.3	75.8
	7	62.7	65.0	67.4	69.8	72.3	74.8	77.4
	8	63.9	66.3	68.7	71.2	73.7	76.3	78.9
	9	65.2	67.6	70.1	72.6	75.2	77.8	80.5
	10	66.4	68.9	71.4	74.0	76.6	79.3	82.1
	11	67.5	70.1	72.7	75.3	78.0	80.8	83.6
1岁	12	68.6	71.2	73.8	76.5	79.3	82.1	85.0
	15	71.2	74.0	76.9	79.8	82.8	85.8	88.9
	18	73.6	76.6	79.6	82.7	85.8	89.1	92.4
	21	76.0	79.1	82.3	85.6	89.0	92.4	95.9
2岁	24	78.3	81.6	85.1	88.5	92.1	95.8	99.5
	27	80.5	83.9	87.5	91.1	94.8	98.6	102.5
	30	82.4	85.9	89.6	93.3	97.1	101.0	105.0
	33	84.4	88.0	91.6	95.4	99.3	103.2	107.2
3岁	36	86.3	90.0	93.7	97.5	101.4	105.3	109.4

续表

年龄	月龄	-3SD	-2SD	-1SD	中位数	+1SD	+2SD	+3SD
3岁	39	87.5	91.2	94.9	98.8	102.7	106.7	110.7
	42	89.3	93.0	96.7	100.6	104.5	108.6	112.7
	45	90.9	94.6	98.5	102.4	106.4	110.4	114.6
4岁	48	92.5	96.3	100.2	104.1	108.2	112.3	116.5
	51	94.0	97.9	101.9	105.9	110.0	114.2	118.5
	54	95.6	99.5	103.6	107.7	111.9	116.2	120.6
	57	97.1	101.1	105.3	109.5	113.8	118.2	122.6
5岁	60	98.7	102.8	107.0	111.3	115.7	120.1	124.7
	63	100.2	104.4	108.7	113.0	117.5	122.0	126.7
	66	101.6	105.9	110.2	114.7	119.2	123.8	128.6
	69	103.0	107.3	111.7	116.3	120.9	125.6	130.4
6岁	72	104.1	108.6	113.1	117.7	122.4	127.2	132.1
	75	105.3	109.8	114.4	119.2	124.0	128.8	133.8
	78	106.5	111.1	115.8	120.7	125.6	130.5	135.6
	81	107.9	112.6	117.4	122.3	127.3	132.4	137.6

注：表中3岁前为身长，3岁及3岁后为身高。

表2　7岁以下女童身高（长）标准值/厘米

年龄	月龄	-3SD	-2SD	-1SD	中位数	+1SD	+2SD	+3SD
出生	0	44.7	46.4	48.0	49.7	51.4	53.2	55.0
	1	47.9	49.8	51.7	53.7	55.7	57.8	59.9
	2	51.1	53.2	55.3	57.4	59.6	61.8	64.1
	3	54.2	56.3	58.4	60.6	62.8	65.1	67.5
	4	56.7	58.8	61.0	63.1	65.4	67.7	70.0
	5	58.6	60.8	62.9	65.2	67.4	69.8	72.1
	6	60.1	62.3	64.5	66.8	69.1	71.5	74.0
	7	61.3	63.6	65.9	68.2	70.6	73.1	75.6
	8	62.5	64.8	67.2	69.6	72.1	74.7	77.3

续表

年龄	月龄	-3SD	-2SD	-1SD	中位数	+1SD	+2SD	+3SD
出生	9	63.7	66.1	68.5	71.0	73.6	76.2	78.9
	10	64.9	67.3	69.8	72.4	75.0	77.7	80.5
	11	66.1	68.6	71.1	73.7	76.4	79.2	82.0
1岁	12	67.2	69.7	72.3	75.0	77.7	80.5	83.4
	15	70.2	72.9	75.6	78.5	81.4	84.3	87.4
	18	72.8	75.6	78.5	81.5	84.6	87.7	91.0
	21	75.1	78.1	81.2	84.4	87.7	91.1	94.5
2岁	24	77.3	80.5	83.8	87.2	90.7	94.3	98.0
	27	79.3	82.7	86.2	89.8	93.5	97.3	101.2
	30	81.4	84.8	88.4	92.1	95.9	99.8	103.8
	33	83.4	86.9	90.5	94.3	98.1	102.0	106.1
3岁	36	85.4	88.9	92.5	96.3	100.1	104.1	108.1
	39	86.6	90.1	93.8	97.5	101.4	105.4	109.4
	42	88.4	91.9	95.6	99.4	103.3	107.2	111.3
	45	90.1	93.7	97.4	101.2	105.1	109.2	113.3
4岁	48	91.7	95.4	99.2	103.1	107.0	111.1	115.3
	51	93.2	97.0	100.9	104.9	109.0	113.1	117.4
	54	94.8	98.7	102.7	106.7	110.9	115.2	119.5
	57	96.4	100.3	104.4	108.5	112.8	117.1	121.6
5岁	60	97.8	101.8	106.0	110.2	114.5	118.9	123.4
	63	99.3	103.4	107.6	111.9	116.2	120.7	125.3
	66	100.7	104.9	109.2	113.5	118.0	122.6	127.2
	69	102.0	106.3	110.7	115.2	119.7	124.4	129.1
6岁	72	103.2	107.6	112.0	116.6	121.2	126.0	130.8
	75	104.4	108.8	113.4	118.0	122.7	127.6	132.5
	78	105.5	110.1	114.7	119.4	124.3	129.2	134.2
	81	106.7	111.4	116.1	121.0	125.9	130.9	136.1

注:表中3岁前为身长,3岁及3岁后为身高。

表3 7岁以下男童体重标准值/千克

年龄	月龄	−3SD	−2SD	−1SD	中位数	+1SD	+2SD	+3SD
出生	0	2.26	2.58	2.93	3.32	3.73	4.18	4.66
	1	3.09	3.52	3.99	4.51	5.07	5.67	6.33
	2	3.94	4.47	5.05	5.68	6.38	7.14	7.97
	3	4.69	5.29	5.97	6.70	7.51	8.40	9.37
	4	5.25	5.91	6.64	7.45	8.34	9.32	10.39
	5	5.66	6.36	7.14	8.00	8.95	9.99	11.15
	6	5.97	6.70	7.51	8.41	9.41	10.50	11.72
	7	6.24	6.99	7.83	8.76	9.79	10.93	12.20
	8	6.46	7.23	8.09	9.05	10.11	11.29	12.60
	9	6.67	7.46	8.35	9.33	10.42	11.64	12.99
	10	6.86	7.67	8.58	9.58	10.71	11.95	13.34
	11	7.04	7.87	8.80	9.83	10.98	12.26	13.68
1岁	12	7.21	8.06	9.00	10.05	11.23	12.54	14.00
	15	7.68	8.57	9.57	10.68	11.93	13.32	14.88
	18	8.13	9.07	10.12	11.29	12.61	14.09	15.75
	21	8.61	9.59	10.69	11.93	13.33	14.90	16.66
2岁	24	9.06	10.09	11.24	12.54	14.01	15.67	17.54
	27	9.47	10.54	11.75	13.11	14.64	16.38	18.36
	30	9.86	10.97	12.22	13.64	15.24	17.06	19.13
	33	10.24	11.39	12.68	14.15	15.82	17.72	19.89
3岁	36	10.61	11.79	13.13	14.65	16.39	18.37	20.64
	39	10.97	12.19	13.57	15.15	16.95	19.02	21.39
	42	11.31	12.57	14.00	15.63	17.50	19.65	22.13
	45	11.66	12.96	14.44	16.13	18.07	20.32	22.91
4岁	48	12.01	13.35	14.88	16.64	18.67	21.01	23.73
	51	12.37	13.76	15.35	17.18	19.30	21.76	24.63

年龄	月龄	-3SD	-2SD	-1SD	中位数	+1SD	+2SD	+3SD
4岁	54	12.74	14.18	15.84	17.75	19.98	22.57	25.61
	57	13.12	14.61	16.34	18.35	20.69	23.43	26.68
5岁	60	13.50	15.06	16.87	18.98	21.46	24.38	27.85
	63	13.86	15.48	17.38	19.60	22.21	25.32	29.04
	66	14.18	15.87	17.85	20.18	22.94	26.24	30.22
	69	14.48	16.24	18.31	20.75	23.66	27.17	31.43
6岁	72	14.74	16.56	18.71	21.26	24.32	28.03	32.57
	75	15.01	16.90	19.14	21.82	25.06	29.01	33.89
	78	15.30	17.27	19.62	22.45	25.89	30.13	35.41
	81	15.66	17.73	20.22	23.24	26.95	31.56	37.39

表4　7岁以下女童体重标准值/千克

年龄	月龄	-3SD	-2SD	-1SD	中位数	+1SD	+2SD	+3SD
出生	0	2.26	2.54	2.85	3.21	3.63	4.10	4.65
	1	2.98	3.33	3.74	4.20	4.74	5.35	6.05
	2	3.72	4.15	4.65	5.21	5.86	6.60	7.46
	3	4.40	4.90	5.47	6.13	6.87	7.73	8.71
	4	4.93	5.48	6.11	6.83	7.65	8.59	9.66
	5	5.33	5.92	6.59	7.36	8.23	9.23	10.38
	6	5.64	6.26	6.96	7.77	8.68	9.73	10.93
	7	5.90	6.55	7.28	8.11	9.06	10.15	11.40
	8	6.13	6.79	7.55	8.41	9.39	10.51	11.80
	9	6.34	7.03	7.81	8.69	9.70	10.86	12.18
	10	6.53	7.23	8.03	8.94	9.98	11.16	12.52
	11	6.71	7.43	8.25	9.18	10.24	11.46	12.85
1岁	12	6.87	7.61	8.45	9.40	10.48	11.73	13.15
	15	7.34	8.12	9.01	10.02	11.18	12.50	14.02

续表

年龄	月龄	-3SD	-2SD	-1SD	中位数	+1SD	+2SD	+3SD
1岁	18	7.79	8.63	9.57	10.65	11.88	13.29	14.90
	21	8.26	9.15	10.15	11.30	12.61	14.12	15.85
2岁	24	8.70	9.64	10.70	11.92	13.31	14.92	16.77
	27	9.10	10.09	11.21	12.50	13.97	15.67	17.63
	30	9.48	10.52	11.70	13.05	14.60	16.39	18.47
	33	9.86	10.94	12.18	13.59	15.22	17.11	19.29
3岁	36	10.23	11.36	12.65	14.13	15.83	17.81	20.10
	39	10.60	11.77	13.11	14.65	16.43	18.50	20.90
	42	10.95	12.16	13.55	15.16	17.01	19.17	21.69
	45	11.29	12.55	14.00	15.67	17.60	19.85	22.49
4岁	48	11.62	12.93	14.44	16.17	18.19	20.54	23.30
	51	11.96	13.32	14.88	16.69	18.79	21.25	24.14
	54	12.30	13.71	15.33	17.22	19.42	22.00	25.04
	57	12.62	14.08	15.78	17.75	20.05	22.75	25.96
5岁	60	12.93	14.44	16.20	18.26	20.66	23.50	26.87
	63	13.23	14.80	16.64	18.78	21.30	24.28	27.84
	66	13.54	15.18	17.09	19.33	21.98	25.12	28.89
	69	13.84	15.54	17.53	19.88	22.65	25.96	29.95
6岁	72	14.11	15.87	17.94	20.37	23.27	26.74	30.94
	75	14.38	16.21	18.35	20.89	23.92	27.57	32.00
	78	14.66	16.55	18.78	21.44	24.61	28.46	33.14
	81	14.96	16.92	19.25	22.03	25.37	29.42	34.40

表5 7岁以下男童头围标准值/厘米

年龄	月龄	−3SD	−2SD	−1SD	中位数	+1SD	+2SD	+3SD
出生	0	30.9	32.1	33.3	34.5	35.7	36.8	37.9
	1	33.3	34.5	35.7	36.9	38.2	39.4	40.7
	2	35.2	36.4	37.6	38.9	40.2	41.5	42.9
	3	36.7	37.9	39.2	40.5	41.8	43.2	44.6
	4	38.0	39.2	40.4	41.7	43.1	44.5	45.9
	5	39.0	40.2	41.5	42.7	44.1	45.5	46.9
	6	39.8	41.0	42.3	43.6	44.9	46.3	47.7
	7	40.4	41.7	42.9	44.2	45.5	46.9	48.4
	8	41.0	42.2	43.5	44.8	46.1	47.5	48.9
	9	41.5	42.7	44.0	45.3	46.6	48.0	49.4
	10	41.9	43.1	44.4	45.7	47.0	48.4	49.8
	11	42.3	43.5	44.8	46.1	47.4	48.8	50.2
1岁	12	42.6	43.8	45.1	46.4	47.7	49.1	50.5
	15	43.2	44.5	45.7	47.0	48.4	49.7	51.1
	18	43.7	45.0	46.3	47.6	48.9	50.2	51.6
	21	44.2	45.5	46.7	48.0	49.4	50.7	52.1
2岁	24	44.6	45.9	47.1	48.4	49.8	51.1	52.5
	27	45.0	46.2	47.5	48.8	50.1	51.4	52.8
	30	45.3	46.5	47.8	49.1	50.4	51.7	53.1
	33	45.5	46.8	48.0	49.3	50.6	52.0	53.3
3岁	36	45.7	47.0	48.3	49.6	50.9	52.2	53.5
	42	46.2	47.4	48.7	49.9	51.3	52.6	53.9
4岁	48	46.5	47.8	49.0	50.3	51.6	52.9	54.2
	54	46.9	48.1	49.4	50.6	51.9	53.2	54.6
5岁	60	47.2	48.4	49.7	51.0	52.2	53.6	54.9
	66	47.5	48.7	50.0	51.3	52.5	53.8	55.2
6岁	72	47.8	49.0	50.2	51.5	52.8	54.1	55.4

表6　7岁以下女童头围标准值/厘米

年龄	月龄	-3SD	-2SD	-1SD	中位数	+1SD	+2SD	+3SD
出生	0	30.4	31.6	32.8	34.0	35.2	36.4	37.5
	1	32.6	33.8	35.0	36.2	37.4	38.6	39.9
	2	34.5	35.6	36.8	38.0	39.3	40.5	41.8
	3	36.0	37.1	38.3	39.5	40.8	42.1	43.4
	4	37.2	38.3	39.5	40.7	41.9	43.3	44.6
	5	38.1	39.2	40.4	41.6	42.9	44.3	45.7
	6	38.9	40.0	41.2	42.4	43.7	45.1	46.5
	7	39.5	40.7	41.8	43.1	44.4	45.7	47.2
	8	40.1	41.2	42.4	43.6	44.9	46.3	47.7
	9	40.5	41.7	42.9	44.1	45.4	46.8	48.2
	10	40.9	42.1	43.3	44.5	45.8	47.2	48.6
	11	41.3	42.4	43.6	44.9	46.2	47.5	49.0
1岁	12	41.5	42.7	43.9	45.1	46.5	47.8	49.3
	15	42.2	43.4	44.6	45.8	47.2	48.5	50.0
	18	42.8	43.9	45.1	46.4	47.7	49.1	50.5
	21	43.2	44.4	45.6	46.9	48.2	49.6	51.0
2岁	24	43.6	44.8	46.0	47.3	48.6	50.0	51.4
	27	44.0	45.2	46.4	47.7	49.0	50.3	51.7
	30	44.3	45.5	46.7	48.0	49.3	50.7	52.1
	33	44.6	45.8	47.0	48.3	49.6	50.9	52.3
3岁	36	44.8	46.0	47.3	48.5	49.8	51.2	52.6
	42	45.3	46.5	47.7	49.0	50.3	51.6	53.0
4岁	48	45.7	46.9	48.1	49.4	50.6	52.0	53.3
	54	46.0	47.2	48.4	49.7	51.0	52.3	53.7
5岁	60	46.3	47.5	48.7	50.0	51.3	52.6	53.9
	66	46.6	47.8	49.0	50.3	51.5	52.8	54.2
6岁	72	46.8	48.0	49.2	50.5	51.8	53.1	54.4

表7 45—110厘米身长的体重标准值(男)

身长/厘米	体重/千克						
	-3SD	-2SD	-1SD	中位数	+1SD	+2SD	+3SD
46	1.80	1.99	2.19	2.41	2.65	2.91	3.18
48	2.11	2.34	2.58	2.84	3.12	3.42	3.74
50	2.43	2.68	2.95	3.25	3.57	3.91	4.29
52	2.78	3.06	3.37	3.71	4.07	4.47	4.90
54	3.19	3.51	3.87	4.25	4.67	5.12	5.62
56	3.65	4.02	4.41	4.85	5.32	5.84	6.41
58	4.13	4.53	4.97	5.46	5.99	6.57	7.21
60	4.61	5.05	5.53	6.06	6.65	7.30	8.01
62	5.09	5.56	6.08	6.66	7.30	8.00	8.78
64	5.54	6.05	6.60	7.22	7.91	8.67	9.51
66	5.97	6.50	7.09	7.74	8.47	9.28	10.19
68	6.38	6.93	7.55	8.23	9.00	9.85	10.81
70	6.76	7.34	7.98	8.69	9.49	10.38	11.39
72	7.12	7.72	8.38	9.12	9.94	10.88	11.93
74	7.47	8.08	8.76	9.52	10.38	11.34	12.44
76	7.81	8.43	9.13	9.91	10.80	11.80	12.93
78	8.14	8.78	9.50	10.31	11.22	12.25	13.42
80	8.49	9.15	9.88	10.71	11.64	12.70	13.92
82	8.85	9.52	10.27	11.12	12.08	13.17	14.42
84	9.21	9.90	10.66	11.53	12.52	13.64	14.94
86	9.58	10.28	11.07	11.96	12.97	14.13	15.46
88	9.96	10.68	11.48	12.39	13.43	14.62	16.00
90	10.34	11.08	11.90	12.83	13.90	15.12	16.54
92	10.74	11.48	12.33	13.28	14.37	15.63	17.10
94	11.14	11.90	12.77	13.75	14.87	16.16	17.68

续表

身长/厘米	体重/千克						
	-3SD	-2SD	-1SD	中位数	+1SD	+2SD	+3SD
96	11.56	12.34	13.22	14.23	15.38	16.72	18.29
98	11.99	12.79	13.70	14.74	15.93	17.32	18.95
100	12.44	13.26	14.20	15.27	16.51	17.96	19.67
102	12.89	13.75	14.72	15.83	17.12	18.64	20.45
104	13.35	14.24	15.25	16.41	17.77	19.37	21.29
106	13.82	14.74	15.79	17.01	18.45	20.15	22.21
108	14.27	15.24	16.34	17.63	19.15	20.97	23.19
110	14.74	15.74	16.91	18.27	19.89	21.85	24.27

表8　80—140厘米身高的体重标准值(男)

身长/厘米	体重/千克						
	-3SD	-2SD	-1SD	中位数	+1SD	+2SD	+3SD
80	8.61	9.27	10.02	10.85	11.79	12.87	14.09
82	8.97	9.65	10.41	11.26	12.23	13.34	14.60
84	9.34	10.03	10.81	11.68	12.68	13.81	15.12
86	9.71	10.42	11.21	12.11	13.13	14.30	15.65
88	10.09	10.81	11.63	12.54	13.59	14.79	16.19
90	10.48	11.22	12.05	12.99	14.06	15.30	16.73
92	10.88	11.63	12.48	13.44	14.54	15.82	17.30
94	11.29	12.05	12.92	13.91	15.05	16.36	17.89
96	11.71	12.50	13.39	14.40	15.57	16.93	18.51
98	12.15	12.95	13.87	14.92	16.13	17.54	19.19
100	12.60	13.43	14.38	15.46	16.72	18.19	19.93
102	13.05	13.92	14.90	16.03	17.35	18.89	20.74
104	13.52	14.41	15.44	16.62	18.00	19.64	21.61
106	13.98	14.91	15.98	17.23	18.69	20.43	22.54

身长/厘米	体重/千克						
	-3SD	-2SD	-1SD	中位数	+1SD	+2SD	+3SD
108	14.44	15.41	16.54	17.85	19.41	21.27	23.56
110	14.90	15.92	17.11	18.50	20.16	22.18	24.67
112	15.37	16.45	17.70	19.19	20.97	23.15	25.90
114	15.85	16.99	18.32	19.90	21.83	24.21	27.25
116	16.33	17.54	18.95	20.66	22.74	25.36	28.76
118	16.83	18.10	19.62	21.45	23.72	26.62	30.45
120	17.34	18.69	20.31	22.30	24.78	27.99	32.34
122	17.87	19.31	21.05	23.19	25.91	29.50	34.48
124	18.41	19.95	21.81	24.14	27.14	31.15	36.87
126	18.97	20.61	22.62	25.15	28.45	32.96	39.56
128	19.56	21.31	23.47	26.22	29.85	34.92	42.55
130	20.18	22.05	24.37	27.35	31.34	37.01	45.80
132	20.84	22.83	25.32	28.55	32.91	39.21	49.23
134	21.53	23.65	26.32	29.80	34.55	41.48	52.72
136	22.25	24.51	27.36	31.09	36.23	43.78	56.20
138	23.00	25.40	28.44	32.44	37.95	46.11	59.62
140	23.79	26.33	29.57	33.82	39.71	48.46	62.96

表9 45—110厘米身长的体重标准值（女）

身长/厘米	体重/千克						
	-3SD	-2SD	-1SD	中位数	+1SD	+2SD	+3SD
46	1.89	2.07	2.28	2.52	2.79	3.09	3.43
48	2.18	2.39	2.63	2.90	3.20	3.54	3.93
50	2.48	2.72	2.99	3.29	3.63	4.01	4.44
52	2.84	3.11	3.41	3.75	4.13	4.56	5.05
54	3.26	3.56	3.89	4.27	4.70	5.18	5.73

续表

身长/厘米	体重/千克						
	-3SD	-2SD	-1SD	中位数	+1SD	+2SD	+3SD
56	3.69	4.02	4.39	4.81	5.29	5.82	6.43
58	4.14	4.50	4.91	5.37	5.88	6.47	7.13
60	4.59	4.99	5.43	5.93	6.49	7.13	7.85
62	5.05	5.48	5.95	6.49	7.09	7.77	8.54
64	5.48	5.94	6.44	7.01	7.65	8.38	9.21
66	5.89	6.37	6.91	7.51	8.18	8.95	9.82
68	6.28	6.78	7.34	7.97	8.68	9.49	10.40
70	6.64	7.16	7.75	8.41	9.15	9.99	10.95
72	6.98	7.52	8.13	8.82	9.59	10.46	11.46
74	7.30	7.87	8.49	9.20	10.00	10.91	11.95
76	7.62	8.20	8.85	9.58	10.40	11.34	12.41
78	7.93	8.53	9.20	9.95	10.80	11.77	12.88
80	8.26	8.88	9.57	10.34	11.22	12.22	13.37
82	8.60	9.23	9.94	10.74	11.65	12.69	13.87
84	8.95	9.60	10.33	11.16	12.10	13.16	14.39
86	9.30	9.98	10.73	11.58	12.55	13.66	14.93
88	9.67	10.37	11.15	12.03	13.03	14.18	15.50
90	10.06	10.78	11.58	12.50	13.54	14.73	16.11
92	10.46	11.20	12.04	12.98	14.06	15.31	16.75
94	10.88	11.64	12.51	13.49	14.62	15.91	17.41
96	11.30	12.10	12.99	14.02	15.19	16.54	18.11
98	11.73	12.55	13.49	14.55	15.77	17.19	18.84
100	12.16	13.01	13.98	15.09	16.37	17.86	19.61
102	12.58	13.47	14.48	15.64	16.98	18.55	20.39
104	13.00	13.93	14.98	16.20	17.61	19.26	21.22
106	13.43	14.39	15.49	16.77	18.25	20.00	22.09

身长/厘米	体重/千克						
	-3SD	-2SD	-1SD	中位数	+1SD	+2SD	+3SD
108	13.86	14.86	16.02	17.36	18.92	20.78	23.02
110	14.29	15.34	16.55	17.96	19.62	21.60	24.00

表10　80—140厘米身高的体重标准值（女）

身长/厘米	体重/千克						
	-3SD	-2SD	-1SD	中位数	+1SD	+2SD	+3SD
80	8.38	9.00	9.70	10.48	11.37	12.38	13.54
82	8.72	9.36	10.08	10.89	11.81	12.85	14.05
84	9.07	9.73	10.47	11.31	12.25	13.34	14.58
86	9.43	10.11	10.87	11.74	12.72	13.84	15.13
88	9.80	10.51	11.30	12.19	13.20	14.37	15.71
90	10.20	10.92	11.74	12.66	13.72	14.93	16.33
92	10.60	11.36	12.20	13.16	14.26	15.51	16.98
94	11.02	11.80	12.68	13.67	14.81	16.13	17.66
96	11.45	12.26	13.17	14.20	15.39	16.76	18.37
98	11.88	12.71	13.66	14.74	15.98	17.42	19.11
100	12.31	13.17	14.16	15.28	16.58	18.10	19.88
102	12.73	13.63	14.66	15.83	17.20	18.79	20.68
104	13.15	14.09	15.16	16.39	17.83	19.51	21.52
106	13.58	14.56	15.68	16.97	18.48	20.27	22.41
108	14.01	15.03	16.20	17.56	19.16	21.06	23.36
110	14.45	15.51	16.74	18.18	19.87	21.90	24.37
112	14.90	16.01	17.31	18.82	20.62	22.79	25.45
114	15.36	16.53	17.89	19.50	21.41	23.74	26.63
116	15.84	17.07	18.50	20.20	22.25	24.76	27.91
118	16.33	17.62	19.13	20.94	23.13	25.84	29.29

续表

身长/厘米	体重/千克						
	-3SD	-2SD	-1SD	中位数	+1SD	+2SD	+3SD
120	16.85	18.20	19.79	21.71	24.05	26.99	30.78
122	17.39	18.80	20.49	22.52	25.03	28.21	32.39
124	17.94	19.43	21.20	23.36	26.06	29.52	34.14
126	18.51	20.07	21.94	24.24	27.13	30.90	36.04
128	19.09	20.72	22.70	25.15	28.26	32.39	38.12
130	19.69	21.40	23.49	26.10	29.47	33.99	40.43
132	20.31	22.11	24.33	27.11	30.75	35.72	42.99
134	20.96	22.86	25.21	28.19	32.12	37.60	45.81
136	21.65	23.65	26.14	29.33	33.59	39.61	48.88
138	22.38	24.50	27.14	30.55	35.14	41.74	52.13
140	23.15	25.39	28.19	31.83	36.77	43.93	55.44

附录2:

中国学龄前儿童膳食指南(2016)

中国营养学会膳食指南修订专家委员会妇幼人群指南修订专家工作组

本指南适用于2周岁以后至未满6周岁的学龄前儿童。学龄前儿童生长发育速率与婴幼儿相比略有下降,但仍处于较高水平,这个阶段的生长发育状况也直接关系到青少年和成人期发生肥胖的风险。经过7—24月龄期间膳食模式的过渡和转变,学龄前儿童摄入的食物种类和膳食结构已开始接近成人,是饮食行为和生活方式形成的关键时期。与成人相比,学龄前儿童对各种营养素需要量较高,消化系统尚未完全成熟,咀嚼能力仍较差,因此其食物的加工烹调应与成人有一定的差异。与此同时,学龄前儿童生活自理能力有所提高,自主性、好奇心、学习能力和模仿能力增强,但注意力易分散,进食不够专注,该时期也是避免出现不良生活方式的重要阶段。基于学龄前儿童生理和营养特点,其膳食指南应在一般人群膳食指南基础上增加以下5条关键推荐。

一、规律就餐,自主进食不挑食,培养良好饮食习惯

学龄前儿童的合理营养应由多种食物构成的平衡膳食来提供,规律就餐是其获得全面、足量的食物摄入和良好消化吸收的保障。此时期儿童神经心理发育迅速,自我意识和模仿力、好奇心增强,易出现进食不够专注,因此要注意引导儿童自主、有规律地进餐,保证每天不少于3次正餐和2次加餐,不随意改变进餐时间、环境和进食量,培养儿童摄入多样化食物的良好饮食习惯,纠正挑食、偏食等不良饮食行为。

(一)合理安排学龄前儿童膳食

学龄前儿童每天应安排早、中、晚3次正餐,在此基础上还至少有2次加餐。一般分别安排在上、下午各1次,晚餐时间比较早时,可在睡前2小时安排1次加餐。加餐以奶类、水果为主,配以少量松软面点。晚间加餐不宜安排甜食,以预防龋齿。

儿童膳食注意点:①两正餐之间应间隔4—5小时,加餐与正餐之间间隔1.5—2小时;②加餐分量宜少,以免影响正餐进食量;③根据季节和饮食习惯更换和搭配食谱。

(二)引导儿童规律就餐、专注进食

由于学龄前儿童注意力不易集中,易受环境影响,如进食时玩玩具、看电视、做游戏等都会降低其对食物的关注度,影响进食和营养摄入。①尽可能给儿童提供固定的就餐座位,定时定量进餐;②避免追着喂、边吃边玩、边吃边看电视等行为;③吃饭细嚼慢咽但不拖延,最好在30分钟内吃完;④让孩子自己使用筷、匙进食,养成自主进餐的习惯,既可增加儿童进食兴趣,又可培养其自信心和独立能力。

(三)避免儿童挑食偏食

学龄前儿童仍处于培养良好饮食行为的关键阶段,挑食偏食是常见的不良饮食习惯。由于儿童自主性的萌发,对食物可能表现出不同的喜好,出现一时性偏食和挑食,此时需要家长或看护人适时、正确地加以引导和纠正,以免形成挑食、偏食的不良习惯。家长良好的饮食行为对儿童具有重要影响,建议家长以身作则、言传身教,并与儿童一起进食,起到良好榜样作用,帮助儿童从小养成不挑食不偏食的良好习惯。应鼓励儿童选择多种食物,引导其多选择健康食物。对于儿童不喜欢吃的食物,可通过变换烹调方法或盛放容器(如将蔬菜切碎,将瘦肉剁碎,将多种食物制作成包子或饺子等),也可采用重复小分量供应,鼓励尝试并及时给予表扬加以改善,不可强迫喂食。通过增加儿童身体活动量,尤其是选择儿童喜欢的运动或游戏项目,能使其肌肉得到充分锻炼,增加能量消耗,增进食欲,提高进食能力。此外,家长还应避免以食物作为奖励或惩罚的措施。

二、每天饮奶,足量饮水,正确选择零食

儿童摄入充足的钙对增加骨量积累、促进骨骼生长发育,预防成年后骨质疏松有重要意义。目前,我国儿童钙摄入量普遍偏低,对于快速生长发育的儿童,应鼓励多饮奶,建议每天饮奶300—400毫升或相当量的奶制品。儿童新陈代谢旺盛,活动量大,水分需要量相对较多,每天总水量为1300—1600毫升,除奶类和其他食物中摄入的水外,建议学龄前儿童每天饮水600—800毫升,以白开水为主,少量多次饮用。零食对学龄前儿童是必要的,对补充所需营养有帮助。零食应尽可能与加餐相结合,以不影响正餐为前提,多选用营养密度高的食物如乳制品、水果、蛋类及坚果类等,不宜选用能量密度高的食品如油炸食品、膨化食品。

(一)培养和巩固儿童饮奶习惯

我国2—3岁儿童的膳食钙每天推荐量为600毫克,4—5岁儿童为800毫克。奶及奶制品中钙含量丰富且吸收率高,是儿童钙的最佳来源。每天饮用300—400毫升奶或相当量奶制品,可保证学龄前儿童钙摄入量达到适宜水平。家长应以身作则常饮奶,鼓励和督促孩子每天饮奶,选择和提供儿童喜爱和适宜的奶制品,逐步养成每天饮奶的习惯。

如果儿童饮奶后出现胃肠不适(如腹胀、腹泻、腹痛)可能与乳糖不耐受有关,可采取以下方法加以解决:①少量多次饮奶或吃酸奶;②饮奶前进食一定量主食,避免空腹饮奶;③改吃无乳糖奶或饮奶时加用乳糖酶。

(二)培养儿童喝白开水的习惯

建议学龄前儿童每天饮水600—800毫升,应以白开水为主,避免饮含糖饮料。儿童胃容量小,每天应少量多次饮水(上午、下午各2—3次),晚饭后根据情况而定。不宜在进餐前大量饮水,以免充盈胃容量,冲淡胃酸,影响食欲和消化。

家长应以身作则养成良好的饮水习惯,并告知儿童多喝含糖饮料对健康的危害。同时家里常备凉白开水,提醒孩子定时饮用,家中不购买可乐、果汁饮料,避免将含糖饮料作为零食提供给儿童。由于含糖饮料对儿童有着较大的诱惑,儿童容易形成对含糖饮料的嗜爱,需要给予正确引导。家庭自制的豆浆、果汁等天然饮品可适当选择,但饮后需及时漱口或刷牙,以保持口腔卫生。

(三)正确选择零食

零食是学龄前儿童全天膳食营养的补充,是儿童饮食中的重要内容,零食应尽可能与加餐相结合,以不影响正餐为宜。零食选择应注意以下几方面:①宜选择新鲜、天然、易消化的食物,如奶制品、水果、蔬菜类等食物;②少选油炸食品和膨化食品;③零食最好安排在两次正餐之间,量不宜多,睡觉前30分钟不要吃零食。此外,还需注意吃零食前要洗手,吃完漱口;注意零食的食用安全,避免整粒的豆类、坚果类食物呛入气管发生意外,建议坚果和豆类食物磨成粉或打成糊食用。对年龄较大的儿童,可引导儿童认识食品标签,学会辨识食品生产日期和保质期。

三、食物合理烹调，少调料、少油炸

从小培养儿童清淡口味，有助于形成终生的健康饮食习惯。在烹调方式上，宜采用蒸、煮、炖、煨等烹调方式，尽量少用油炸、烤、煎等方式。对于3岁以下儿膳食应专门单独加工烹制，并选用适合的烹调方式和加工方法，应将食物切碎煮烂，易于幼儿咀嚼、吞咽和消化，特别注意要完全去除皮、骨、刺、核等；大豆、花生等坚果类食物，应先磨碎，制成泥糊浆等状态进食。

在为学龄前儿童烹调加工食物时，应尽可能保持食物的原汁原味，让孩子首先品尝和接纳各种食物的自然味道。口味以清淡为好，不应过咸、油腻和辛辣，尽可能少用或不用味精或鸡精、色素、糖精等调味品。每人每次正餐烹调油用量不多于2茶匙（10毫升）。优质食油含丰富不饱和脂肪酸，有助脂肪酸平衡，减少成年后心脑血管疾病风险，可选用常温下为液态的植物油。应少选用饱和脂肪较多的油脂，如猪油、牛油、棕榈油等（常温下为固态的油脂）。长期过量食用钠盐会增加高血压、心脏病等慢性疾病风险。为儿童烹调食物时，应控制食盐用量，还应少选含盐高的腌制食品或调味品。可选天然、新鲜香料（如葱、蒜、洋葱、柠檬、醋、香草等）和新鲜蔬果汁（如番茄汁、南瓜汁、菠菜汁等）进行调味。

四、参与食物选择与制作，增进对食物的认知与喜爱

学龄前儿童生活能力逐渐提高，对食物选择有一定的自主性，开始表现出对食物的喜好。鼓励儿童体验和认识各种食物的天然味道和质地，了解食物特性，增进对食物的喜爱。同时应鼓励儿童参与家庭食物选择和制作过程，以吸引儿童对各种食物的兴趣，享受烹饪食物过程中的乐趣和成就。

在保证安全的情况下，应鼓励儿童参与家庭食物的选择和制作，帮助儿童了解食物的基本常识和对健康的重要意义，增加对食物的认知，对食物产生心理认同和喜爱，减少对某些食物的偏见，从而学会尊重和爱惜食物。家长或幼儿园老师可带儿童去市场选购食物，辨识应季蔬果，尝试自主选购蔬菜。在节假日，带儿童去农田认识农作物，实践简单的农业生产过程，参与植物的种植，观察植物的生长过程，介绍蔬菜的生长方式、营养成分及对身体的好处，并亲自动手采摘蔬菜，激发儿童对食物的兴趣，享受劳动成果。让儿童参观家庭膳食制备过程，参与一些力所能及的加工活动如择菜，体会参与的乐趣。

五、经常户外活动，保障健康生长

鼓励儿童经常参加户外游戏与活动，实现对其体能、智能的锻炼培养，维持能量平衡，促进皮肤中维生素D的合成和钙的吸收利用。此外，增加户外活动时间，可有效减少儿童近视眼的发生。学龄前儿童生长发育速度较快，身高、体质量可反映儿童膳食营养摄入状况，家长可通过定期监测儿童的身高、体质量，及时调整其膳食和身体活动，以保证正常的生长发育，避免消瘦和超重肥胖。

学龄前儿童每天应进行至少60分钟的体育活动，最好是户外游戏或运动，除睡觉外尽量避免让儿童有连续超1小时的静止状态，每天看电视、玩平板电脑的累计时间不超过2小时。建议每天结合日常生活多做体育锻炼（公园玩耍、散步、爬楼梯、收拾玩具等）。适量做较高强度的运动和户外活动，包括有氧运动（骑小自行车、快跑等）、伸展运动、肌肉强化运动（攀架、健身球等）、团体活动（跳舞、小型球类游戏等）。减少静态活动（看电视、玩手机、电脑或电子游戏）。

《托儿所幼儿园卫生保健管理办法》
《托儿所幼儿园卫生保健工作规范》
《儿童入托、入学预防接种证查验办法》
《中小学幼儿园安全管理办法》